职业院校饭店服务与管理专业系列教材

食品营养与卫生基础知识

（第 2 版）

主　编　徐　明　何　平
副主编　王丹丽　陈志杰　唐　华　付智俊
主　审　梁宗晖

中国财富出版社有限公司

图书在版编目（CIP）数据

食品营养与卫生基础知识 / 徐明，何平主编 . —2 版 . —北京：中国财富出版社有限公司，2020. 6（2026. 1 重印）

（职业院校饭店服务与管理专业系列教材）

ISBN 978 - 7 - 5047 - 7170 - 4

Ⅰ. ①食…　Ⅱ. ①徐…　②何…　Ⅲ. ①食品营养—基本知识　②食品卫生—基本知识　Ⅳ. ①R15

中国版本图书馆 CIP 数据核字（2020）第 098811 号

策划编辑　李　丽　谷秀莉　　**责任编辑**　朱凯琳

责任印制　尚立业　　**责任校对**　孙丽丽　　**责任发行**　于　宁

出版发行	中国财富出版社有限公司		
社　　址	北京市丰台区南四环西路 188 号 5 区 20 楼	**邮政编码**	100070
电　　话	010 - 52227588 转 2098（发行部）		010 - 52227588 转 321（总编室）
	010 - 52227566（24 小时读者服务）		010 - 52227588 转 305（质检部）
网　　址	http：//www. cfpress. com. cn	**排　　版**	宝蕾元
经　　销	新华书店	**印　　刷**	宝蕾元仁浩（天津）印刷有限公司
书　　号	ISBN 978 - 7 - 5047 - 7170 - 4/R · 0100		
开　　本	787mm × 1092mm　1/16	**版　　次**	2020 年 6 月第 2 版
印　　张	13. 75	**印　　次**	2026 年 1 月第 4 次印刷
字　　数	277 千字	**定　　价**	48. 00 元

再版前言

本书是《国家中等职业教育示范学校创新系列教材》之一。全书内容重点突出、深入浅出、叙述简练、实用性强。

2009 年编写的《食品营养与卫生基础知识》，相对于同类教材，内容全面，通俗易懂，表现形式生动活泼，适合职业院校学生的特点，对于学生从事旅游业的服务与管理工作及日常生活都有较高的参考价值。但旅游业是一个涉及多种学科、实践性强、知识面广且知识更新较快的行业，该教材部分数据已过时，部分内容过于繁杂，所以对本教材进行适当修订的要求适时提出。

全书的内容包括食品营养与卫生学认知、人体需要的营养素与热能、各类食品的营养价值、不同人群的营养需求、合理营养与科学膳食、食品污染及其预防、食品的卫生及其管理、食源性疾病及预防。

与第一版教材相比，本书有两大特点：第一是编排方法得以创新，针对行业需要，为学生设计出典型的以任务为驱动的课程体系；第二是按适用和实用的原则，对内容进行了合理删减及补充完善。

本书可作为旅游职业院校旅游与饭店管理专业、烹饪与营养膳食专业、学前教育专业的教学用书，也可作为饭店服务员的岗位培训用书和旅游从业人员的自学用书，还可作为人们日常生活中的科普读物。

本书由广东省旅游职业技术学校的徐明、海南省旅游学校的何平两位老师共同主编，广东省财经职业技术学校的王丹丽、西安旅游职业中等专业学校的陈志杰、珠海市第一中等职业学校的唐华、遵义市播州区中等职业学校的付智俊担任副主编，参与编写的还有赤水市中等职业学校的李秋婵、冯燕、龚建伟、周霞，遵义市职业技术学校的金小玲、陈金念、张兵兵，海南省经济技术学校的陈卫琼，海南省农业学校的陈丽娜，珠海市第一中等职业学校的林木华，广东省民政职业技术学校的冯雨婷，吉林工业经济学校的周璐璐、王元博，吉林市职业教育园区服务中心的赵大志。全书由海南省旅游学校的梁宗晖老师主审、定稿。书中参考了大量的文献和资料，在此对原作者表示衷心的感谢！

由于本书编写时间仓促，疏漏之处在所难免，恳请广大读者批评指正，我们将在再版时更正，谢谢！

编　者

2020 年 6 月

目　录

模块一　食品营养篇

模块二 食品卫生篇

模块一　食品营养篇

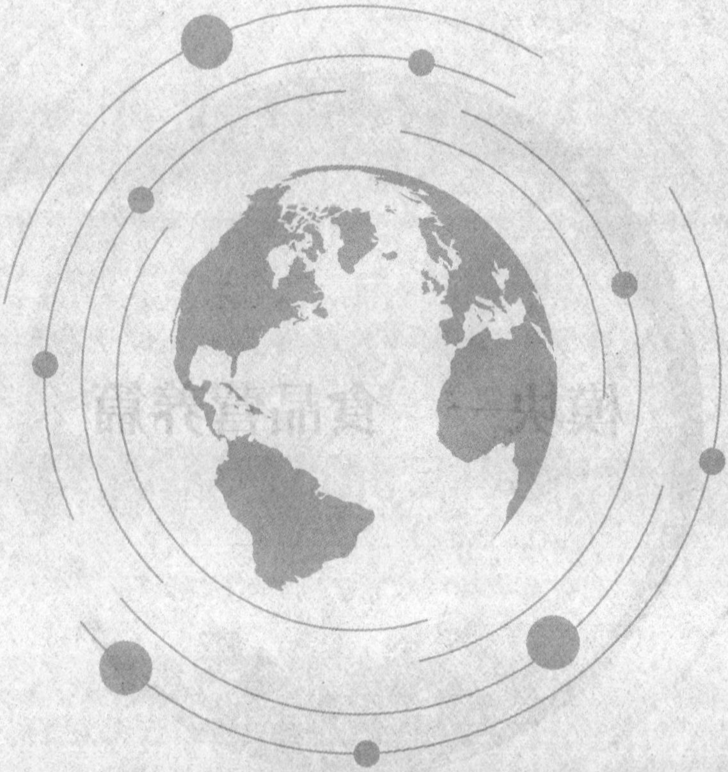

项目一　食品营养与卫生学认知

任务导入

食物是人类赖以生存的重要物质。人类在进化过程中不断地寻找食物、选择食物，并合理地利用食物，改进膳食结构，以求达到人体营养生理需求和膳食营养供给之间的平衡。这种营养平衡直接或间接地影响着人的生长发育、生殖繁衍、劳动能力和平均寿命等。只有合理膳食营养、科学烹调食物、讲究食品卫生、才能达到增强体质、预防疾病、延缓机体衰老、改善生活质量和提高工作效率的目的。食品营养与卫生学，是一门运用现代营养学和食品卫生学的基本理论，研究食品营养成分、质地标准和卫生指标，用于平衡膳食和编制食谱，防止食品污染和有害因素危害人体，预防食物中毒，以维护人体健康的综合性应用学科。

学习目标

- 熟悉食品营养与卫生基础概念
- 了解人体对食物的消化与吸收

任务场景

2008 年 6 月，国家质量监督检验检疫总局（以下简称国家质检总局[①]）食品生产监管司网站有消费者投诉，婴儿食用“三鹿”牌婴幼儿配方奶粉后患肾结石病。6 月底又有消费者爆料，在湖南省儿童医院，有 5 名婴儿患肾结石病，而且这些患病婴儿长期食用的是同一个品牌的奶粉。婴儿患病的主要原因是其长期食用含有大量三聚氰胺的“三鹿”牌婴幼儿配方奶粉。

① 中华人民共和国国家质量监督检验检疫总局（2018 年 3 月国务院机构改革，将国家质量监督检验检疫总局的职责整合，组建中华人民共和国国家市场监督管理总局）的简称。本书使用的是 2018 年以前的资料，所以仍保留“国家质检总局”的提法。

事件发生3个月后，卫生部[①]于9月11日指出，经相关部门调查，高度怀疑河北省石家庄市三鹿集团股份有限公司生产的“三鹿”牌婴幼儿配方奶粉受到三聚氰胺污染。“三鹿”牌婴幼儿配方奶粉事件发生后，国家质检总局紧急在全国范围内开展了婴幼儿配方奶粉三聚氰胺专项检查并及时公布了阶段性检查结果。结果显示，全国共有175家婴幼儿配方奶粉生产企业，截至检查时其中的66家企业已停止生产婴幼儿奶粉。此次专项检查对其余109家企业进行了排查，共检验了这些企业生产的491个批次的产品，从22家企业69个批次的产品中检出了不同含量的三聚氰胺。

接下来的几年里，由苏丹红、雀巢金牌奶粉、福寿螺、瘦肉精、多宝鱼、红心咸鸭蛋、南京冠生园月饼等引发的食品安全事件频频出现……

什么是食品安全?

任务一 认识食品营养与卫生学

一、食品营养与卫生学常见的基本概念

（一）食品

根据《中华人民共和国食品安全法》（以下简称《食品安全法》）的规定，食品是指各种供人食用或者饮用的成品和原料，以及按照传统既是食品又是中药材的物品，但是不包括以治疗为目的的物品。按此定义，食品既包括食品原料，也包括由原料加工后的成品。通常人们将食品原料称为食料，而将经过加工后的食料称为食品。

（二）营养

根据营养的效用，可以将营养定义为人体对食物进行消化、吸收、利用和排泄等的所有过程，即人体从外界摄取食物用以满足自身生理需要的过程。良好的营养就是指从食物中获取为保持机体正常活动和维持机体最佳健康状况所需的全部营养素。

（三）营养素

营养素是指维持机体正常生长发育、新陈代谢所必需的物质。按照人体需要量的不同，营养素可分为两大类：每日需要量1g以上的称为“常量营养素”，主要包括碳

① 中华人民共和国卫生部（2013年，国务院将卫生部的职责、人口计生委的计划生育管理和服务职责整合，组建国家卫生和计划生育委员会。2018年3月，经国务院机构改革，将国家卫生和计划生育委员会的职责整合，组建中华人民共和国国家卫生健康委员会）的简称。本书使用的是2013年以前的资料，所以仍保留“卫生部”的提法。

水化合物、脂肪、蛋白质和水；每日需要量为微克至毫克的称为“微量营养素”（又称微量元素），如矿物质和部分维生素。

（四）营养价值

食品的营养价值是指食品中所含营养素和能量能满足人体营养需要的程度。食品营养价值的高低，取决于食品中所含营养素的种类是否齐全、数量是否充足及其相互比例是否适宜。

（五）食品加工

食品加工是指将食物或食料经过不同的加工、处理、调配，制成形态、色泽、味道、质地以及营养价值等各不相同的食品的过程。食品在加工过程中因自然因素及处理工艺等通常伴有一定程度的营养素流失，从而降低其营养价值。

（六）食品营养学

食品营养学是一门将食物和营养知识应用于人类健康的学科。它专门研究人类的整个营养过程，即人类的营养需要和来源、营养代谢、营养评价及其食物搭配、互补和平衡。

（七）食品卫生学

食品卫生学的主要研究内容包括食品污染及其预防，污染的种类、来源、性质作用、污染物含量水平、监测管理以及预防措施；各类食品的主要卫生问题；合理使用食品添加剂；食物中毒特点及其预防以及食品卫生监督管理条例等。

（八）健康和亚健康

世界卫生组织（World Health Organization，简称 WHO）提出的健康概念是：健康并非仅仅局限于不生病，还应包括生理健康、心理健康、社会适应和道德健康，健康应讲究精神、躯体、社交等完整又健全的活动能力及适应能力。世界卫生组织规定了衡量一个人是否健康的十大标准，即精力充沛、积极乐观、善于休息、应变能力强、抗疾病能力强、体重适当、眼睛明亮、牙齿正常、头发有光泽、肌肉丰满及皮肤有弹性。

亚健康是指人体处于非病非健康，有可能趋向疾病的状态。人在身体、心理和社会环境等方面表现出不适应，介于健康与疾病之间的临界状态。与健康人相比，其工作、学习效率低，有的还会出现食欲不振、睡眠不佳等状态。

二、我国对食品营养与卫生学所做的探索和研究

营养学的形成和发展与国民经济和科学技术发展水平紧密相连。

我国古代医事制度已有“食医”这一科，它是专门管理饮食卫生与烹调的机构。中国有一句名言“医食同源”，这种说法由“药食归一”思想而来，表达了中国传统的医学基本观念。顾名思义，这是指医药的来源原本和食物同出一辙。

我国现存最早的医学专著《黄帝内经》，最早涉及古人对养生学的认识，其中一个重要内容是营养学说，如“五谷为养，五果为助，五畜为益，五菜为充”；还讲到了饮食过量、五味失调、醉酒等对人体的危害，如“酸伤筋”“苦伤气”；同时还记载了“水谷之寒热，感则害于六府”，说明了食品的“寒热”与健康之关系。《吕氏春秋》提出“凡食无强厚，味无以烈味重酒，是以谓之疾首”“食能以时，身必无灾”等告诫，其他著作如《墨子·辞过篇》中说“其为食也，足以增气充虚，强体适腹而已矣”。用现代科学的观点来分析，“增气”就是补充营养，增加热量，身体有力气；“充虚”就是补充消耗，保证新陈代谢的需要；“强体”就是供给合理的养料，以增强体质；“适腹”就是满足口胃，保证食欲，增强吸收机能。这说明当时人们对食品营养与健康的关系有了一定的认识。

到了隋唐时期，由于医学的日渐完善和盛行，许多医学专著对某些营养缺乏病和用食物来预防疾病都有了明确的阐述。医学家孙思邈所著《千金要方》和《千金翼方》对果实、蔬菜、谷米、鸟兽等五大部分烹饪原料都有一定的介绍，并提出了用食物治疗疾病的主张。

明朝时期，我国医学家李时珍所著《本草纲目》一书，用大量篇幅对谷、菜、果、禽、兽等食料在加强营养和疾病预防方面的功效做了明确的记载。清朝，沈李龙所著《食物本草会纂》一书，阐明了各类食品的分类、形态、性味、产地、作用等，是我国古代较为完整的食品营养专著。以上事例说明，我国研究饮食营养的历史是悠久的，而且积累了丰富的经验，为研究我国现代饮食营养奠定了基础。

在我国，食品卫生学的发展同样经历了漫长的历史。早在3000多年前的周朝，就设有“凌人”，专司食品的冷藏与防腐；唐朝的《唐律疏议》规定“脯肉有毒，曾经病人，有余者速焚之，违者杖九十；若故与人食并出卖，令人病者，徒一年，以故致死者绞”。

1949年中华人民共和国成立后，我国食品营养与卫生学有了进一步发展，在整顿原有机构的基础上设置了新的营养科研机构，建立了各级卫生防疫机构，创办了营养与卫生学刊，培养了专门的人才队伍，开展营养学调查、保健膳食和营养缺乏病的调查与防治等多种活动。

改革开放以来，伴随着国民经济的迅速发展，我国先后出台了与食品营养卫生相关的若干法律和法规，如《中华人民共和国农业法》《中华人民共和国传染病防治法》《中华人民共和国母婴保健法》《食盐加碘消除碘缺乏危害管理条例》《中华人民共和国食品安全法》（2018 年修正）等法律和法规，使我国食品卫生监督管理工作纳入了法制化轨道。《中国居民膳食指南》（2019 年修订），《中国居民膳食营养素参考摄入量》（2013 年修订）等指导性文件，为我国人民构建合理的膳食结构勾画出了蓝图。近些年随着社会的发展，我国相继修订、出台了一批新的法律法规，这些法律、法规的实施对我国食品安全生产和人群营养健康状况改善起到了重要的促进作用。根据世界卫生组织公布的相关数据显示，中国男性平均寿命为74.6 岁、女性为77.6 岁，人均寿命为76.1 岁。

三、现代食品营养与卫生学的进展

现代营养学起源于19 世纪，整个19 世纪到20 世纪初为发现和研究各种营养素的鼎盛时期。经过漫长时间的探索，人们逐渐认识到蛋白质、脂肪、碳水化合物及其以外的营养素，无机盐、维生素、微量元素的生理作用。

近年来人们对基础营养的研究又有许多新的进展，例如，膳食纤维的生理作用及其与疾病防治的关系；多不饱和脂肪酸，特别是 n－3 系列的 α－亚麻酸，被认为是人体必需的营养素；膳食是一些重要慢性病的重要病因或预防和治疗的重要手段；营养因素与遗传基因的相互作用以及食物中的非营养素生物活性对健康的促进作用和对某些慢性病的保护作用等，已成为现代营养学研究的新领域。

现代食品卫生学起源于19 世纪，首先提出的是微生物引起食品变质的观点和巴氏消毒的理论和应用。在第二次世界大战之前，食品卫生学的主要内容是食品腐败变质、细菌性食物中毒以及对这些问题的研究、检测和监督管理。第二次世界大战以后，食品卫生学发展较快，但也出现了较多食品卫生问题，如1960 年英国的“10 万火鸡事件”、20 世纪50 年代日本的“黄变米事件”、20 世纪40 年代苏联的“食物中毒性白细胞缺乏症”等事件。

20 世纪中叶，由于现代食品的出现和环境污染的日趋严重，发生或发现了各种来源不同、种类各异的食品污染因素，如黄曲霉毒素，多环芳烃化合物，N－亚硝基化合物，化学农药的污染、残留，食品容器包装材料等高分子物质的单体及加工中所用的助剂、食品添加剂毒性等。这在客观上促使食品毒理学理论与方法得到了进一步发展。

随着科学的进步、社会的发展和人们生活水平的不断提高和丰富，食品的安全和卫生显得越来越重要。

同时，环境污染对食物链造成的污染问题研究，如工业生产及食品包装材料和垃圾焚烧中产生的二噁英、杂环胺等污染物对人体的生物作用，已取得了可喜的进展。保健食品或功能性食品的安全性以及功能的评价和研究开发，最近成为食品卫生学一个新兴领域。越来越多的研究表明，营养素的功能已不仅仅是预防营养缺乏病，其在慢性病预防中也有着重要的作用。

随着商品经济的发展，食品掺假伪造行为相当严重，各国先后颁布食品卫生法规，为食品卫生管理奠定了基础。

四、食品营养与卫生学的内容

食品营养学的内容主要包括如下几点：营养学基础；各类食品的营养价值；特殊人群的营养；营养与疾病；社区营养。

食品卫生学的内容主要包括如下几点：食品的污染问题；各类食品的卫生问题；食物中毒及其预防；食品卫生监督管理。

五、食品营养与卫生学在旅游业中的地位和作用

食品营养与卫生学是研究、指导人们科学、合理饮食的学科。实践证明，重视营养工作，指导人们科学用膳，对于国民身体素质的提高、国家民族的兴盛具有重要意义。饮食科学化已成为人类社会文明的重要标志之一。食品营养与卫生，是旅游工作体系的一个重要组成部分。“食”为旅游六大要素之首，游客既要吃饱，又要吃好，这个“好”字可以理解为吃得既卫生又有营养，这就要求旅游从业人员既要懂得营养知识，指导游客的食品营养调配，又要掌握一定的食品安全相关问题的应对方法，以适应我国旅游事业的发展需要。

中国古代如何处置食品造假者

民以食为天，食品作为人类生存的基本要素，一直受到国家的高度重视，从古到今，我国对食品的流通和管理采取了一系列相应措施。

一、周代：果实未成熟严禁进入市场

《礼记》记载了周代对食品交易的规定，这大概是我国历史上最早的关于食品市场管理的记录“五谷不时，果实未熟，不粥于市”。这里所说的“不时”，意思是未成熟。可见，为了保证食品安全，防止食用未成熟的果实引起食物中毒，从周代开始就严禁它们进入市场流通。而且，为了杜绝商贩们为牟利而滥杀禽兽鱼鳖，国家还规定不在狩猎季节和狩猎范围的禽兽鱼鳖也不得在市场上出售。

周代的食品交易内容，大致还是以直接采摘、捕捞的初级农产品为主，因此主要

关心的是它们的成熟度。

二、唐代：提供有毒食品致人死亡的食品所有者被判处绞刑

唐代杜绝有毒有害食品的流通。根据《唐律疏议》可知，一旦某种食物变质，让人受害，那么所有者必须立刻焚烧，否则要被杖责。如果不毁掉有害食品，反而送人甚至出售，致人生病，食品所有者要被判处徒刑一年。如果这种食品致人死亡，所有者则要被判处绞刑。在不知情的情况下，吃了本应被焚烧但未被焚烧的有害食品造成死亡的食品所有者也要按过失杀人来处罚。

三、宋代：食品市场很繁荣，行会来把质量关

宋朝商品的质量由各个行会把关，行会首领负责评定商品的成色和价格，充当本行会成员的担保人。行会把关之外，宋朝也继承了唐律的规定，对腐败变质食品的销售者给予严惩。但是，行会的监管职能并不全面，并且小商贩们通常不加入行会，政府和行会对他们的控制就比较有限。

（资料来源：百度知道，作者选编）

任务二　熟悉人体对食物的消化与吸收过程

食物中所有的营养素只有水、无机盐和某些维生素能被人体直接利用，其余物质必须通过消化系统分解成为简单的、易于吸收的形式才能被人体吸收和利用，剩余无营养价值的残渣和未被吸收的部分随肠道分泌物及一些肠道微生物一起构成粪便排出体外。我们把食物在消化道分解成为可以吸收的小分子物质的过程称为消化；把食物消化后的营养成分通过消化道黏膜进入血液或淋巴液的过程称为吸收。食物在人体中的消化和吸收是两个紧密联系的生理过程，对人体的新陈代谢、生长发育均有重要意义。

一、人体消化系统的构成

人体的消化系统由消化腺和消化管构成。消化腺是分泌消化液的器官，有小消化腺和大消化腺两种，包括我们常说的唾液腺、胃腺、胰腺和小肠腺等。消化管始于口腔，延续在咽、食管、胃、小肠、大肠，终于肛门，全长 10 ~ 16m。

二、食物的消化过程

食物的消化过程主要是通过一系列消化酶完成的。酶是人体内某些细胞所产生的具有生理活性的蛋白质，在正常体温状态下能催化生化反应。许多消化酶都是以非活性形式存在，这种状态的酶叫酶原。在一些激活剂如氢离子、金属离子和另一些酶的作用下，这些酶原开始活化。消化道中主要有胃蛋白酶、胰蛋白酶、胰脂肪酶、肠脂肪酶、唾液淀粉酶、胰淀粉酶等。当食物通过消化道时，所发生的化学反应程度与酶的活性有关。

（一）口腔内的消化

口腔对食物的消化作用是接受食物并进行咀嚼，将食物研磨、撕碎并掺和唾液。唾液对食物起着润滑作用，同时唾液中的淀粉酶开始降解淀粉，使其分解成为麦芽糖。但唾液中不含有消化蛋白质和脂肪的酶，所以脂肪和蛋白质等不能在口腔中被消化。

（二）食管

食管亦称食道，是一个又长又直的肌性管道，食物借助于地心引力和食管肌肉的收缩从咽部被输送到胃中。食道长25～30cm，宽窄不均，共有3个狭窄处，食物通过食道约需7s。

（三）胃内的消化

胃是膨胀能力最强的消化器官，一般分4个部分：贲门、胃底、胃体和胃窦。其中，向左鼓出的L形部分叫胃底；中间部分叫胃体；位于小肠入口之前的收缩部分叫幽门；食道入口叫贲门。胃每天分泌1.5～2.5L胃液，胃液中主要包含胃蛋白酶原、盐酸（胃酸）、黏液和内因子。其中，胃底区的细胞分泌盐酸，胃中的胃酶细胞分泌胃蛋白酶原，当胃蛋白酶原处于酸性环境时被激活，可以水解一部分蛋白质。另外，胃还分泌凝乳酶，这种酶能凝结乳中的蛋白，对于婴儿营养吸收很重要。成人若长期不食用乳及其制品，胃液分泌物中会缺少凝乳酶。

食物通过胃的速度主要取决于饮食的营养成分。碳水化合物通过胃的速度要比蛋白质和脂肪快些，而脂肪速度最慢。水可以直接通过胃到达小肠，在胃中几乎不停留。各种食物通过胃的速度不同，使食物具有不同的饱腹感。正常成人食物通过胃的速度为4～6h。

（四）肠内的消化

小肠上端与胃的幽门末端相连，长3～6m，分为十二指肠、空肠和回肠三部分，是食物消化和吸收的主要场所。正常人90%～95%的营养素吸收在小肠上半部完成。

肠黏膜具有环状皱褶，并拥有大量绒毛。绒毛表面上的细胞又具有大量微绒毛，这样便形成了巨大的吸收面积，使食物停留在小肠的时间较长。这些微绒毛形成了粗糙的界面，界面含有高浓度的消化酶。小肠的不断运动可以使食物和消化酶混合在一起，以便小肠绒毛更好地吸收营养。

（五）胰脏

胰脏是一个大的小叶状腺体，位于小肠的十二指肠处。胰脏分泌的消化液呈碱性，通过胰管直接进入小肠。胰液能够中和胃中产生的高酸性食糜。胰脏分泌的酶成分有淀粉水解酶以及一些化学缓冲剂等。胰淀粉水解酶能够将淀粉分解成麦芽糖并在麦芽糖酶的作用下进一步分解成葡萄糖；胰蛋白酶可将蛋白质消化为胨、肽和氨基酸；胰脂肪酶将脂肪消化分解为脂肪酸和甘油。

（六）肝与胆

肝脏包括肝、胆囊和胆管。肝的主要消化功能之一是分泌胆汁，然后储存在胆囊中。胆汁能溶解和吸收膳食脂肪，并帮助排泄一些消化废物，如胆固醇和血红蛋白降解产物。肝脏消化吸收的作用还表现为储藏和释放葡萄糖，储存维生素 A、维生素 D、维生素 E、维生素 K 和维生素 B_1 等，以及对已被消化吸收的营养素进行化学转化。

除此之外，肝脏还有许多生理功能，包括有害化合物的解毒、产能营养素的代谢、血浆蛋白的形成、尿素的形成、多肽激素的钝化等。

（七）结肠与直肠

大肠长约 1.5m，分盲肠、阑尾、结肠、直肠和肛管。食物从胃到小肠末端的移动需 30 ~ 90min，而通过大肠则需 1 ~ 7d。

在大肠中含有以大肠杆菌为主的大量细菌，这些细菌影响粪便的颜色和气味。在消化过程中没有起反应的食物可以通过细菌进行改变和消化。

三、营养素的吸收

食物经过消化，将大分子物质变成小分子物质。其中，多糖分解成单糖，蛋白质分解成氨基酸，脂肪分解成脂肪酸、甘油等，维生素与矿物质则在消化过程中从食物的细胞中释放出来，通过消化道管壁进入血液循环，这个过程称为吸收。吸收的位置取决于营养素的化学性质。食物进入胃之前没有被吸收，胃只能吸收少量的水分和酒精等，大肠主要吸收在小肠没被完全吸收的水分和无机盐，而营养素的吸收主要在小肠进行。

营养素被消化吸收后，就会立即被运输到需要或储藏它们的组织。淋巴和血液是营养物的主要运输介质。在肠道的内膜有淋巴毛细管网状组织，胆固醇、水、长链脂肪和某些蛋白质被淋巴系统最终传送到静脉系统。大部分小分子营养物质被吸收进入血液循环，与血液中的蛋白质分子结合，再通过血液循环运输到各组织细胞。

（一）蛋白质的吸收

蛋白质在消化道内被分解为氨基酸后，在小肠黏膜被吸收，吸收后经小肠绒毛内的毛细血管进入血液循环，这是蛋白质的主动转运过程。天然蛋白质被蛋白酶水解后，其水解产物大约1/3为氨基酸，2/3为寡肽。这些产物在肠壁的吸收速度远比单纯混合氨基酸快，而且吸收后大部分以氨基酸形式进入门静脉。

（二）脂肪的吸收

脂肪经消化道被分解为甘油和脂肪酸。甘油易溶于水，可被直接吸收进入血液；脂肪酸在消化道内需与胆盐结合成水溶性复合物才能被吸收。脂肪酸被吸收后，一小部分进入小肠绒毛的毛细血管，由门静脉入肝；绝大部分进入毛细淋巴管，再经大淋巴管进入血液循环。脂溶性维生素也随脂肪酸一起被吸收。

（三）碳水化合物的吸收

碳水化合物经消化分解为单糖（主要为葡萄糖及少量的果糖和半乳糖）后，以主动转运方式吸收，然后通过门静脉入肝。一部分合成糖原在肝中储存，另一部分由肝静脉进入人体循环，供全身组织利用。

（四）水、水溶性维生素及无机盐的吸收

水、水溶性维生素及无机盐这一类物质，可以不经消化在小肠被直接吸收。水在肠道靠渗透压的原理被吸收，水溶性维生素是以扩散的方式被吸收。无机盐中，钠盐靠钠泵吸收，氯离子、碳酸氢根等负离子靠电位差吸收。

四、生物转化过程

肝脏是进行生物转化的主要器官。在人体内，营养与非营养物质在肝脏等器官中的化学转变过程被称为生物转化。体内物质代谢产生的小分子活性物质或毒物，以及进入体内的各种异物如药物、毒物、食品添加剂等，在体内通过生物转化可以改变其结构和性质，然后通过肝脏或肾脏等器官排出体外。

很多因素会影响到生物转化反应的进行。个体差异因素及种族因素、营养不良（蛋白质、磷脂、维生素A、维生素C、维生素E等摄取不足）会影响生物转化反应的进行；新生儿的生物转化反应能力较差，老年人的生物转化反应能力也趋于衰退；体

内雄性激素、胰岛腺素可促进机体内的生物转化反应；严重的肝脏病会影响转化反应的进行。

五、人体的排泄过程

摄入的食物经过各段消化道消化并反复吸收之后，最后进入直肠的为食物中不能被消化吸收的残渣、盐类和少量剩余营养物质。含有大量肠道微生物、胃肠道脱落细胞及食物残渣的粪便进入直肠后，会刺激肠壁，引起排便反应。

场景回顾

食品安全是食物中有毒、有害物质对人体健康产生影响的公共卫生问题。食品安全也是一门专门探讨在食品加工、存储、销售等过程中确保食品卫生及食用安全，降低疾病隐患，防范食物中毒的一个跨学科领域。

食品安全问题会严重威胁人们的身体健康，比如“三鹿”牌奶粉三聚氰胺事件，严重危害了婴幼儿的身体健康，为无数家庭带来伤痛。

项目小结

食物是人类赖以生存的重要物质。人类在进化过程中不断地寻找食物、选择食物，并合理地利用食物，改进膳食结构，以求达到人体生理营养需要和膳食营养供给之间的平衡。食品营养与卫生学，是运用现代营养学和食品卫生学的基本理论，研究食品营养成分、质地标准和卫生指标，用于平衡膳食和编制食谱，防止食品污染和其中的有害因素危害人体，预防食物中毒，以维护人体健康的一门综合性应用学科。掌握这门学科，需要熟悉与之有关的概念，了解人体对食物的消化与吸收过程。

思考与练习题

一、单项选择题

1. 胃液中主要的主要成分，不包括（　　）。

A. 胃蛋白酶原　　B. 盐酸（胃酸）　　C. 黏液　　D. 胰脂肪酶

2. 亚健康状态是指（　　）。

A. 机体无明显疾病　　B. 活力降低，反应能力减退

C. 适应力下降　　D. 以上所有选项

3. 以下人体器官不具有吸收功能的是（　　）。

A. 胃　　B. 食道　　C. 大肠　　D. 小肠

4. 今后一个阶段营养工作者面临的营养问题，不包括（　　）。

A. 营养不良　　B. 营养缺乏　　C. 营养不平衡　　D. 营养过剩

5. 以下营养素属于微量元素的是（　　）。

A. 碳水化合物　　B. 脂类　　C. 维生素　　D. 蛋白质

二、简答题

1. 简述食品营养卫生学的概念。

2. 简述食物在人体内的消化过程。

项目二 人体需要的营养素与热能

任务导入

人体的各种生理活动，如胃肠蠕动、神经传导、体液维持，以及工作、学习、运动所需要的能量，都来源于食物；人体生长发育和组织更新所需要的原料，也是由食物供给的。因此，人体每天必须摄入一定数量的食物。食物中能够供给人体能量，维持机体正常生理功能和生长发育、生殖等生命活动的有效成分，叫营养素。

人体所需营养素主要有碳水化合物、脂肪（包括类脂质）、蛋白质、矿物质、维生素和水六大类。营养素在人体内有三大功能：建造和维持人体的构成物质；能量来源；对人体各种功能、生命过程起调节和控制作用。

学习目标

- 熟悉营养素的含义、种类、生理功能、需要和供给量
- 掌握营养素的食物来源及合理的摄入量
- 掌握人体所需热能的计算方法
- 了解酶及其作用

任务场景

世界卫生组织（WHO）公布的 2019 年相关数据显示，日本人的平均寿命是 83.7 岁。统计数据显示，日本多年来一直位居世界人均寿命榜首。

日本人为何这么长寿？是否与其饮食结构有关？

任务一　认识蛋白质

一、蛋白质及其对人体的作用

蛋白质是由核酸编码的α氨基酸之间通过α氨基和α羧基形成的肽键连接而成的肽链，具有特定立体结构的、有活性的生物大分子。蛋白质主要由碳、氢、氧、氮4种元素构成，有的还含有少量的硫、磷、铁和铜元素。氮元素在各种蛋白质中含量是最稳定的，平均含量为16%。

蛋白质是生命的物质基础，没有蛋白质就没有生命。因此，蛋白质是与生命及各种形式的生命活动紧密联系在一起的物质。机体中的每一个细胞和所有重要组成部分，都有蛋白质参与。蛋白质占人体总重量的16.3%，即一个体重为60kg的成年人其体内约含有蛋白质9.8kg。人体内蛋白质的种类很多，其性质、功能各异，但都是由20多种氨基酸按不同比例组合而成的，并在人体内不断代谢与更新。被摄入的蛋白质在体内经过消化分解成氨基酸，吸收后在体内重新按一定比例组合成人体蛋白质，同时新的蛋白质又不断代谢与分解，时刻处于动态平衡。因此，食物中所含蛋白质的质和量、各种氨基酸的比例，关系到人体蛋白质合成的质量。尤其是青少年的生长发育、孕产妇的优生优育、老年人的健康长寿，都与膳食中的蛋白质有着密切的关系。

二、蛋白质的生理功能

1. 构成人体的物质基础

蛋白质是一切生命的物质基础，是肌体细胞的重要组成部分，是人体组织更新和修补的主要原料。人体的每个组织，如毛发、皮肤、肌肉、骨骼、内脏、大脑、血液、神经、内分泌等都离不开蛋白质。

2. 修复人体组织

细胞可以说是生命的最小单位，它们处于永不停息的衰老、死亡、更新的新陈代谢过程。蛋白质作为细胞的重要组成部分，在修复人体组织中发挥着重要的作用。

3. 维持机体正常的新陈代谢和各类物质在体内的输送

载体蛋白对维持人体的正常生命活动至关重要，其可以在体内运载各种物质，比如血红蛋白——输送氧，脂蛋白——输送脂肪，细胞膜上的受体还有转运蛋白等。

4. 构成人体必需的具有催化和调节功能的各种酶

我们身体中有数千种酶，酶有促进食物消化、吸收及利用的作用。每一种酶只能参与一种生化反应，而人体细胞里每分钟要进行一百多次生化反应，所以，参加生化反应的酶充足，生化反应就会顺利、快捷地进行，人体就会精力充沛，不易生病。否则，反应就会变慢或者被阻断，人体就容易生病。蛋白质在其中发挥着重要的作用。

5. 激素的主要原料

激素具有调节体内各器官生理活动的活性，蛋白质是构成激素的主要原料。

6. 生成结缔组织，构成身体骨架

蛋白质参与机体构成，如骨骼、血管、韧带等，蛋白质还决定了皮肤的弹性，保护了大脑（在大脑脑细胞中，有很大一部分是胶原细胞，形成血脑屏障保护大脑）。

7. 提供热量

人体热量主要由糖类供给，蛋白质予以补充，1g 蛋白质在体内氧化可产生 4kcal（16.7kJ）热量。

8. 维持体液平衡，调节人体渗透压

人体血浆中含有两类溶质，一类为低分子物质，如无机盐离子、尿素、葡萄糖等，它所形成的渗透压称为晶体渗透压；另一类为离子物质，如血浆蛋白，它所形成的渗透压叫作胶体渗透压。机体由这两类物质维持着体液的平衡。当血浆蛋白过低时，会发生浮肿，导致机体功能紊乱而患病。

三、氨基酸及其分类

氨基酸是组成蛋白质的基本单位。食物中的蛋白质必须经过胃肠道消化，分解成氨基酸才能被人体吸收、利用。人体对蛋白质的需求实际就是对氨基酸的需求。吸收后的氨基酸只有在数量和种类上都能满足机体需要，机体才能利用它们合成自身需要的蛋白质。营养学上将氨基酸按人体合成情况进行如下分类。

1. 必需氨基酸

必需氨基酸指人体内不能自行合成而必须每日由膳食中摄取的氨基酸，它们是赖氨酸、蛋氨酸、色氨酸、亮氨酸、苏氨酸、异亮氨酸、苯丙氨酸和缬氨酸 8 种。

2. 半必需氨基酸

半必需氨基酸指人体内合成能力较低，在生长发育及机体需求增多时必须部分从食物中摄取的氨基酸，如精氨酸、组氨酸等。

3. 非必需氨基酸

非必需氨基酸指人体内能自行合成而不需要从食物中摄取的氨基酸。此类氨基酸也是人体重要的氨基酸，包括甘氨酸、谷氨酸、脯氨酸以及丙氨酸等。

人体每千克体重部分必需氨基酸的日需要量及其比值，见表 2－1。

表 2－1　　人体每千克体重部分必需氨基酸的日需要量及其比值　　单位：mg，%

氨基酸（名称）	初生～9岁		10～12岁		成人	
	需求量	构成比例	需求量	构成比例	需求量	构成比例
色氨酸	17	1.0	4	1.0	3.5	1.0
缬氨酸	93	5.5	33	8.3	10	2.8
异亮氨酸	87	5.1	30	7.5	10	2.8
苏氨酸	87	5.1	35	8.8	7	2.0
苯丙氨酸	125	7.4	27	6.8	14	4.0
蛋氨酸	58	3.4	27	6.8	13	3.7
赖氨酸	103	6.0	60	15.0	12	3.4

四、提高食物中蛋白质营养价值的措施

蛋白质营养价值的高低取决于蛋白质中所含必需氨基酸被人体细胞摄取的程度，食物中蛋白质所含的氨基酸在种类、含量和比例方面都与人体组织蛋白质有一定差别，因此，总有一部分氨基酸不能用于合成组织蛋白质，最终在体内被分解，这样，不同的蛋白质就有不同的利用率。凡食物中蛋白质含有的必需氨基酸的成分和比例越接近于人体内的蛋白质含有者，其利用率就越高，利用率越高的蛋白质对人体的营养价值就越高。常见食物蛋白质的营养价值排名，见表 2－2。

表 2－2　　常见食物蛋白质的营养价值排名

食物名称	排序	食物名称	排序
鸡蛋	1	大米	6
牛奶	2	蚕豆	7
虾	3	花生	8
牛肉	4	马铃薯	9
猪肉	5	面粉	10

1. 充分利用蛋白质的互补作用

几种营养价值较低的蛋白质经混合其营养价值会有一定提高，这种作用被称为不同蛋白质的互补作用。蛋白质的互补作用在饮食的选择、调配和提高蛋白质的营养价值上有着重要意义。在配备膳食时要注意以下几点：

（1）同性蛋白质无互补作用或互补作用较弱。这主要体现在动物蛋白质之间，如畜肉与禽肉、禽肉与鱼肉、乳类与蛋类，也体现在植物蛋白质之间，如大米与麦粉、

麦粉与玉米等。

（2）异性蛋白质之间有互补作用或互补作用较强。这主要体现在动植物食物蛋白质之间，如各种肉类与各种谷类、各种豆类蛋白质，各种谷类与各种豆类蛋白质之间等。这就要求在配备食物时要做到粗细粮搭配、荤素搭配、粮菜搭配等，这样才有利于人体的生长发育。食物混合后蛋白质的生理价值如表 2－3 所示。

表 2－3　食物混合后蛋白质的生理价值

<table>
<tr><th rowspan="2">食物名称</th><th colspan="2">生理价值（%）</th></tr>
<tr><th>单独食用</th><th>混合食用</th></tr>
<tr><td>大豆</td><td>64</td><td rowspan="2">77</td></tr>
<tr><td>小麦</td><td>67</td></tr>
<tr><td>面粉</td><td>67</td><td rowspan="4">89</td></tr>
<tr><td>小米</td><td>57</td></tr>
<tr><td>大豆</td><td>64</td></tr>
<tr><td>牛肉</td><td>69</td></tr>
</table>

（3）蛋白质的互补作用必须在同一餐食用时才发生，否则，时间间隔越长其互补作用就越低，所以必须每日每餐都混合膳食，以发挥蛋白质食物的作用。

2. 提高食物中蛋白质的消化率

蛋白质的消化率是指某种蛋白质可被人体消化酶（胃蛋白酶、胰蛋白酶等）分解的程度。蛋白质消化率越高，被人体吸收利用率就越大，其营养价值就越高。

蛋白质的消化率受诸多因素影响。一般植物性食品中的蛋白质由于被纤维素所包围，其与消化酶接触程度较弱，因此其蛋白质消化率通常比动物性食品中蛋白质的消化率低。但植物性食品经过加工烹调，其纤维素可能被破坏、软化或去除，则植物性食品中蛋白质的消化率亦可适当提高。例如，食用熟大豆粒时，其蛋白质消化率仅为 60%，如果将大豆制成豆浆或豆腐，则其蛋白质消化率可提高到 90%。

食物经过烹调后，蛋白质消化率的具体数据：乳类为 97%～98%；肉类为 92%～94%；蛋类为 98%；米饭为 82%；面包为 79%；玉米面窝头为 66%；马铃薯为 74%。

五、人体需要的蛋白质数量及其来源

我国成人蛋白质供给量应占热能供给量的 10%～15%。具体来讲，每人每日每千克体重应供给 1.5g 蛋白质，一般每人每日不能低于 70g，劳动强度大者应适当增加至 90～120g，其中优质蛋白质必须在 56g 以上。供给蛋白质的主要食物如表 2－4 所示。

表2－4 供给蛋白质的主要食物

食物	蛋白质含量（%）	营养性	食物	蛋白质含量（%）	营养性
牛奶	3.3	完全	整麦	9.4	不完全
鸡蛋	12.3	完全	干黄豆	40	完全
瘦牛肉	20	完全	鲜豌豆	6.4	不完全
整米	8	完全	玉米	8.5	不完全

1. 动物性来源

此类蛋白质为完全性蛋白质，生理价值高，主要来源有肉类食品，如猪肉、牛肉、羊肉、鸡肉、鸭肉等（蛋白质平均含量为16%～20%）、鱼类食品（蛋白质平均含量为18%）、蛋类食品（蛋白质平均含量为12%～14%）、乳类食品（蛋白质平均含量为1.5～3.8%）。

2. 植物性来源

（1）谷类蛋白质

此类蛋白质为不完全性蛋白质，不能作为人体唯一的蛋白质来源。这类食物蛋白质平均含量为7%～12%，其中，大米含量为7%～8%，麦粉含量约为9.4%，玉米含量约为8.5%，小米含量约为11.7%。

（2）豆类蛋白质

豆类蛋白质主要来源于大豆，平均含量为35%～40%。豆类蛋白质是一种完全性蛋白质，可作为人体唯一的蛋白质来源。但是，豆粒中蛋白质的利用率较低，只有做成豆浆、豆腐等豆制品，才能大大提高蛋白质的利用率。所以，有的地方把豆浆比作“乳”，把豆腐比作“肉”，这是有一定道理的。

老少皆宜的营养食品——豆浆

豆浆是我国人民喜爱的一种饮品，是一种老少皆宜的营养食品，在欧美享有“植物奶”的美誉。豆浆中含有丰富的植物蛋白、卵磷脂、维生素，此外，豆浆还含有铁、钙等矿物质，非常适合老人和婴儿食用。其功效如下：

（1）鲜豆浆被我国营养学家推荐为防治高脂血症、高血压、动脉硬化等疾病的理想食品。多喝鲜豆浆对预防老年痴呆症有一定作用。

（2）长期饮用鲜豆浆可防治缺铁性贫血。

（3）长期饮用熟豆浆可补充植物蛋白，增强人体的抗病能力，从而达到抗癌和保健的作用。

(4) 长期坚持饮用豆浆能防治气喘病。

(5) 中老年妇女长期饮用豆浆，能调节内分泌系统，减轻并改善更年期症状，促进体态健美和防止衰老。青年女性长期饮用豆浆，则能减少面部青春痘、暗疮的发生，使皮肤白皙润泽、容光焕发。

（资料来源：广州海吉雅生物科技有限公司官网，有删节）

任务二　认识碳水化合物

一、碳水化合物

碳水化合物由碳、氢、氧 3 种元素组成，自然界存在最多、具有广谱化学结构和生物功能的有机化合物又称糖类化合物。碳水化合物含量较多的食物一般价格相对便宜；碳水化合物在体内氧化速度较快，能够及时供给能量以满足机体需要，所以碳水化合物被普遍认为是摄取能量最经济和最主要的来源；它们是机体的重要组成部分，关系到机体某些营养素的正常代谢，具有重要的生理功能。

（一）碳水化合物的分类

一般来说，碳水化合物可分成两类：一类是人体可以吸收利用的有效碳水化合物，如单糖、双糖、多糖；另一类是人体不能消化的无效碳水化合物，如纤维素。

1. 单糖

单糖是指结构上由 3 ~ 6 个碳原子构成的最简单的糖。单糖呈结晶体，易溶于水，可被人体直接吸收、利用。它是一切复杂糖的基本组成单位，是自然界分布最广、最重要的糖类。食物中常见的单糖有葡萄糖、果糖和半乳糖。葡萄糖甜度为 74；果糖是糖中最甜者，甜度为 170；半乳糖甜度为 32. 1。

2. 双糖

双糖是由两个单糖分子组成的一类糖，具有甜味，多为结晶体。双糖易溶于水，要经过人体消化酶和酸的作用才能分解为单糖。双糖主要包括蔗糖、麦芽糖和乳糖。蔗糖极易溶于水，熔点 160 ~ 186℃。蔗糖既是食品工业的原料，也是制作点心、冷饮食品的甜味剂，还是烹制甜味、糖醋味、甜咸味菜肴的调味品，并且制成焦糖可为菜肴上色用。麦芽糖是饴糖的主要成分。饴糖是糕点、面包的配方原料和烹饪常用的原料。饴糖加热时随温度的升高可增加成品色泽，在面团中添加还可起黏结和松发作用，使用于制作的饼皮松软。乳糖是人体热量的重要来源。乳糖在很多乳制品中都有重要用途，冰激凌中含有大量乳糖。

3. **多糖**

多糖由若干个相同的单糖分子组合而成，是一种高分子化合物，味不甜，主要包括淀粉、糊精、糖原。淀粉是植物贮藏物质，一般集中在块根、块茎、果实、种子，呈白色粉末状，最终分解为葡萄糖被机体利用。淀粉糊化后由3部分组成：一部分是真淀粉液，另一部分是淀粉糖，还有一部分是淀粉胶。淀粉糊中所含淀粉胶的胶粒越多，黏性就越大。包含在植物块茎（如藕、甘薯、马铃薯等）中的淀粉，所含淀粉胶粒往往较谷类（如米、面粉等）多，所以它们的黏性较大，烹饪上常用它们来挂糊、上浆、勾芡。糊精是淀粉遇酸或加干热后的生成物。糊精溶于凉水，有黏性，可制粘贴剂。糖原是葡萄糖聚合而成的多糖体，为动物体中的能量物质，存在于动物的肌肉和肝脏中，当糖原过多时可转化为脂肪，贮存于体内组织。

纤维素是构成植物细胞壁的主要物质，存在于果、菜、粗粮、豆类、植物的叶与茎中，不溶于水，仅在水中膨胀，不能被人体消化吸收，但有助于加强机体肠道功能，防治便秘。

膳食中的纤维素

并非所有的碳水化合物都可以转化为葡萄糖被消化吸收。难以消化吸收的碳水化合物被称为纤维素。人类膳食中的纤维素主要存在于蔬菜和粗加工的谷类中。其虽然不能被消化吸收，但有促进肠道蠕动、利于粪便排出等功能。草食动物则依赖其消化道中的共生微生物将纤维素分解，从而得以吸收利用。食物纤维素包括粗纤维、半粗纤维和木质素。食物纤维素是一种不被消化吸收的物质，过去认为是"废物"，现在认为它在保障人类身体健康、延年益寿方面有着重要作用。因此，称它为第七种营养素。其主要作用如下：

（1）有助于肠内大肠杆菌合成多种维生素。

（2）纤维素比重小，体积大，在胃肠中占据空间较大，使人有饱腹感，有利于减肥。

（3）纤维素体积大，进食后可刺激胃肠道，使消化液分泌增多、胃肠道蠕动增强，可防治便秘。

（4）高纤维饮食可延缓胃排空、改变肠转运时间、促使可溶性纤维在肠内形成凝胶而使糖的吸收减慢。亦可减少肠激素如抑胃肽或胰升糖素的分泌，减少对胰岛B细胞的刺激，减少胰岛素释放与增高周围胰岛素受体敏感性，使葡萄糖代谢加强有助于控制血糖。

（5）科学研究证明高纤维饮食使Ⅰ型糖尿病患者单核细胞上胰岛素受体结合增加，

从而节省胰岛素的需要量。由此可见，糖尿病患者进食高纤维素饮食，不仅可改善高血糖，减少胰岛素和口服降糖药物的服用剂量，并且有利于减肥，还可防治便秘、痔疮等疾病。

（资料来源：广州海吉雅生物科技有限公司官网，有删节）

（二）碳水化合物的生理功能

碳水化合物，即糖，是人体热能的主要来源，并且还是形成细胞、细胞自制不可缺少的物质，对机体生长发育起着重要作用。

1. 供给热能

机体的生理机能代谢和劳动所消耗的能量，主要靠糖来补充和维持。糖具有经济、易消化、产能迅速、满足体内急需、体内氧化完全而无中间代谢产物的特点。每克糖在体内氧化能够产生4.0kcal（16.74kJ）能量。

糖还是人体脑组织、肌肉组织特别是心肌和骨骼肌等组织运转所需能量的来源。当机体缺糖时可导致头昏、心慌、心跳加速、出冷汗、四肢酸困等症状，严重者可引起昏厥。

2. 构成组织

糖是构成机体组织的重要物质，并参与细胞的多种活动。例如，糖脂肪形成的糖脂是细胞膜与神经组织结构的成分之一；糖与蛋白质结合的糖蛋白，是一些具有重要生理功能的物质（如抗体、某些酶和激素）的组成部分；核糖及脱氧糖（由葡萄糖代谢过程转化而来）是核酸的重要组成部分。糖对维持神经系统的机能也有特别的作用。

3. 维持血糖

机体所有细胞、组织和血液循环都有一定比例的葡萄糖。血液正常含糖量为80～120mg/100ml，缺乏或过多均可造成组织损害。例如，血糖高于120mg/100ml时，为高血糖症，会导致糖尿病；如血糖低于70～80mg/100ml时，为低血糖症，会引发低血糖，可能导致休克，甚至导致肝组织受损。

4. 防止酸中毒

当人体摄入足够的糖时，可减少脂肪过多氧化所带来的酸中毒，即当糖摄取不足时，会导致因体内缺糖而动用大量脂肪氧化产生中间代谢产物——酮体所致的酸中毒。

5. 保护蛋白质

当人体摄入蛋白质的同时摄入足量的糖类食物时，体内有足够的糖产生能量，使人体组织中游离氨基酸浓度增高，有利于蛋白质的合成，提高了蛋白质的利用率。

6. **促进肠蠕动，有利于防治便秘**

人类膳食中的纤维素有50%以上可被肠道细菌产生的酶分解形成乳酸、乙酸以及其他短链低级脂肪酸；纤维素吸水浸胀后，可增加粪便的体积，再配合低级脂肪酸，可促进肠道的蠕动，防治便秘。根据流行病学调查结果，摄入膳食中含有大量纤维素的人群，出现结肠炎以及结肠癌的机会较其他人群相对较少。摄入纤维素含量多者，其胆固醇在血清、肝脏和主动脉中的沉积较少，可预防动脉粥样硬化。

二、碳水化合物的食物来源及其摄入量

（一）碳水化合物的食物来源

碳水化合物的食物来源较为丰富（表2－5为几种常见食物的碳水化合物及粗纤维含量），其中谷类、薯类和豆类是淀粉的主要来源。一般谷类提供的碳水化合物占人体摄入总能量的50%左右较合理；水果、蔬菜主要提供包括非淀粉的多糖如纤维素、不消化的抗性淀粉、单糖和低聚糖类等碳水化合物；牛奶能提供乳糖。总之，我国居民应以谷类食物为碳水化合物的主要来源，适当增加豆类及豆制品的摄入量并辅以水果、蔬菜和薯类。

表2－5　几种常见食物的碳水化合物及粗纤维含量　单位：%

食物	碳水化合物	粗纤维	食物	碳水化合物	粗纤维
蔗糖	99.5	0	冰激凌	20.6	0.8
玉米淀粉	87.6	0.1	煮熟玉米	18.8	0.7
葡萄干	77.4	0.9	葡萄	15.7	0.6
小麦面粉（70%）	76.1	0.3	苹果	14.5	1.0
大米	75.7	0.1	豇豆	7.1	1.0
空心粉（干）	75.2	0.3	卷心菜	5.4	0.8
全麦面包	47.7	1.6	牛肝	5.3	0
烤马铃薯	21.1	0.6	全脂粉	4.9	0
香蕉	22.2	0.9	熟牛奶	2.0	0.61

（二）碳水化合物的摄入量

碳水化合物的摄入量是根据人体的生长发育、体力劳动强度的需求决定的。我国规定，成人轻体力劳动者每日碳水化合物的摄入量为7.5g/kg体重；中等体力劳动者为8.3g/kg体重；重体力劳动者为13.3g/kg体重。儿童由于生长发育需糖量比成人多，

每日每千克体重需摄入约 10g 的碳水化合物。

当摄入碳水化合物不足时将导致机体全身无力，疲乏、血糖降低，产生头晕、心悸、脑功能障碍等。严重者会引发低血糖昏迷。反之，当摄入碳水化合物过多时，就会转化成脂肪贮存于机体内，使人过于肥胖而导致各类疾病如高血脂、糖尿病等。

任务三　认识脂肪

一、脂肪的概念

脂肪，广义包括中性脂肪和类脂质，狭义仅指中性脂肪。中性脂肪是构成机体的储备脂肪；而类脂是细胞原生质组成的固定脂，因此又称原生质脂。在维持生命的过程中，脂肪对人体内物质转运和能量的传递起重要作用。因此，脂肪是人体不可缺少的重要营养物质。脂肪广泛存在于动植物食品。

二、脂肪的功能

脂肪占人体体重的 10%～20%，正常男性平均为 15% ～18%，女性平均为 20% ～25%。脂肪主要分布在人体皮下、体腔、肌肉间隙和脏器周围，是机体不可缺少的营养物质。

1. 构成组织

脂肪中的脂肪酸是构成人体细胞膜和原生质、脑组织、神经细胞的重要物质。同时，脂质中的胆固醇还是合成维生素 D、胆汁酸、性激素、肾上腺激素的重要原料。这些物质在调节、维持机体代谢过程中起着重要作用。

2. 保护脏器

人体内的脂肪填充在神经、血管和内部器官之间，保护这些器官免受外来伤害。此外，体内脂肪还有支撑内脏、保持内脏相对位置的作用。若体内脂肪过少，可导致内脏移位，如肝下垂、肾下垂和胃下垂等。

3. 溶媒作用

脂肪是维生素 A、维生素 D、维生素 E 和维生素 K 的溶媒。上述维生素只有溶解在脂肪中才能被人体吸收利用。当人体摄取脂肪不足时，可造成脂溶性维生素的缺乏。

4. 保温防寒

人体皮下脂肪具有维持体内温度、使人体热量不外散的作用。尤其是冬季可以抵御严寒的袭击。

5. 储存能量

体内的脂肪是热能储存库。当人体摄入食物的能量过高时，机体可将一部分热能转化为脂肪储存于体腔和皮下，以备能量摄入不足时使用。因为，脂肪是高能量物质，1g 脂肪在体内氧化可产生 9kcal 热能。

6. **增味饱腹**

脂肪可提升食物口感，促进食欲。脂肪富含热量，在胃内停留时间长，不易饥饿，饱腹作用强。

三、脂肪营养价值的评价

脂肪的营养价值是指油脂中的含脂量、消化率对人体的生理作用。通常，含脂量高、易消化而且含有大量必需脂肪酸和脂溶性维生素的油脂，营养价值高。

1. **脂肪的消化率**

脂肪的消化受很多因素影响，如油脂的种类、熔点等。一般来讲，植物脂比动物脂容易消化，猪脂消化率比牛脂和羊脂高。脂肪的熔点可直接影响其消化率。不饱和键较多以及熔点较低的脂肪较易消化，一般认为熔点在 50℃ 以上的脂肪消化率较低。油脂的具体消化率如表 2－6 所示。

表 2－6　　油脂的具体消化率

油脂名称	消化率（%）	油脂名称	消化率（%）
玉米油	96.9	向日葵油	96.5
棉籽油	97.2	茶油	91.2
花生油	98.3	奶油	97.0
芝麻油	98.0	鸡油	96.7
椰子油	94	鱼油	95.2
大豆油	97.5	猪油	97.0

2. **必需脂肪酸的含量**

脂肪中必需脂肪酸的含量是决定脂肪营养价值的重要因素。一般来说，植物油脂含有多种亚油酸和亚麻油酸，故其营养价值要比动物油脂高。常见食用油脂必需脂肪酸的含量如表 2－7 所示。

表 2－7　　常见食用油脂必需脂肪酸的含量

油脂名称	必需脂肪酸含量（%）	油脂名称	必需脂肪酸含量（%）	油脂名称	必需脂肪酸含量（%）
棉籽油	75	羊脂	2.0	猪油	6.3
花生油	80	牛脂	3.9	鱼油	16.4
豆油	87	奶油	3.6	向日葵油	64

3. 食用油脂营养价值评估

（1）植物脂。植物脂含脂量为100%；含有人体必需的不饱和脂肪酸，其含量高达75%~94%；还含有一定量的胡萝卜素、核黄素和维生素E，机体可以完全消化吸收，故植物脂营养价值较高。

（2）动物脂。动物脂含脂量为99%；含有人体不需要的饱和脂肪酸，其含量达50%以上，故动物脂营养价值较低，但动物脂中含有人体所需脂溶性维生素，特别是维生素A、维生素D，因此可适量摄入一些动物脂。

四、人体脂肪的供给量

人体脂肪的供给量是根据人的年龄、生理变化和劳动强度的不同来确定的。

正常成人按每人每日每千克体重1~1.5g计算，其脂肪供给量应占总热量的20%~25%。一般认为，每日摄入食物中约有50g脂肪即可满足生理需要，从事劳动强度大的体力劳动者，妊娠期妇女、哺乳期妇女和成长发育期的青少年，均应增加脂肪的供给量；而中年人则要适当控制脂肪的摄取量，老年人要控制脂肪和胆固醇的摄取量，特别是动物性脂肪类的摄入量。

患有肝脏病、高血压病和高血脂的人，一定要严格限制动物性脂肪和胆固醇的摄入量，避免引发脂肪肝和加重动脉粥样硬化。

五、人体摄入脂肪的来源

1. 动物脂类

动物脂类主要指动物体内储存脂，在常温下呈固态，习惯上称为脂。如猪脂、牛脂、羊脂和禽脂，以及奶油、蛋黄中的脂肪等。

2. 植物脂类

植物脂类是指植物的种子或果实经加工制成的油类，在常温下呈液态，习惯上称为油。它包括植物种子的油，如芝麻油、菜籽油、豆油、玉米油、花生油和棉籽油等，植物果实的油，如核桃油、松子油、葵花子油、瓜子油和茶油。

必需脂肪酸最好的来源是植物脂类，动物脂中含量较少。含必需脂肪酸较高的是玉米油、大豆油、麻油和花生油等。

任务四 认识矿物质

一、矿物质的概念分类及其特点

矿物质（又称无机盐），英文mineral。矿物质是人体内无机物的总称，是地壳中自然存在的化合物或天然元素。矿物质和维生素一样，是人体必需的元素，矿物质是无法自身产生、合成的，每天矿物质的摄取量也是基本确定的，但随年龄、性别、身体状况、环境、工作状况等因素有所不同。

人体重量中96%是有机物和水分，4%为无机元素。人体内有50多种矿物质，在这些无机元素中，已发现有20种左右的元素是构成人体组织、维持生理功能、生化代谢所必需的，除碳、氢、氧、氮以有机化合物形式存在外，其余均称为无机盐或矿物质。

（一）矿物质的分类

按照矿物质在人体内的含量和膳食中的需要量不同，矿物质分为常量元素和微量元素两大类。

1. 常量元素

一般来说，在人体中，矿物质含量在0.01%以上的称为常量元素（也称主要元素或宏量元素）即氧、碳、氢、氮、硫、磷、钙、钠、钾、氯和镁11种元素。它们构成人体总量的99.95%。其中前6种是蛋白质、脂肪、碳水化合物与核酸的主要成分，占人体总重量的94%，又称基本构成元素；后5种是体液的必需成分，又称常量矿物元素。一般把钙、磷、硫、钾、钠、氯和镁称为必需常量矿物元素。

2. 微量元素

人体中含量在0.01%以下的称为微量元素（或者痕量元素），目前已发现人体必需的或可能必需的微量元素有铁、锰、钴、铜、锌、硒、钼、碘、氟、钒、镍、砷、铬、锂、硅、锡16种。还有一类微量元素是必需性尚不明确的微量元素。另外，低剂量的铅、镉、汞、砷、铝、锡和锂可能具有功能性作用，也可能具有潜在的毒性。

无机盐既存在于植物性食物，也存在于动物性食物。植物性食物中的无机盐来自土壤。人类主要是从植物性食物和动物性食物中摄取无机盐，以满足人体的正常需要。

（二）矿物质的特点

（1）矿物质在体内不能自主合成，必须从食物和饮水中摄取。摄入体内的矿物质经过机体的新陈代谢，每天都有一定数量通过粪便、尿液、汗液、头发、指甲及皮肤排出体外，因此矿物质必须不断从膳食中摄取。

（2）矿物质在体内分布极不均匀。例如，钙和磷主要分布在骨骼和牙齿，铁分布在红细胞，碘集中在甲状腺，钴分布在造血系统，锌分布在肌肉组织等。

（3）矿物质相互之间存在协同或拮抗作用。例如，膳食中钙和磷比例不合适，可影响两种元素的吸收；过量的镁干扰钙的代谢；过量的锌影响铜的代谢；过量的铜可抑制铁的吸收。

(4) 某些微量元素在体内需要量很少，但其生理剂量与中毒剂量范围较接近，摄入过多易产生毒性作用。例如，硒摄入过量易引起中毒，对硒的摄入应注意摄入量不宜过大。

二、矿物质的生理功能

矿物质（无机盐）不能产生热能，但无机盐在人体内有十分重要的营养生理功能，归纳起来有以下5个方面：

(1) 构成机体组织的重要成分。钙、磷、镁——骨骼、牙齿。缺乏钙、磷、镁、锰、铜，可能引起骨骼或牙齿不坚固。

(2) 成为多种酶的活化剂、辅因子或组成成分。钙——凝血酶的活化剂、锌——多种酶的组成成分。

(3) 某些具有特殊生理功能物质的组成部分。碘——甲状腺素、铁——血红蛋白。

(4) 维持机体的酸碱平衡及组织细胞渗透压。酸性（氯、硫、磷）和碱性（钾、钠、镁）无机盐适当配合，加上重碳酸盐和蛋白质的缓冲作用，维持着机体的酸碱平衡；无机盐与蛋白质一起维持着组织细胞的渗透压；缺乏铁、钠、碘、磷可能会引起疲劳等。

(5) 维持神经肌肉兴奋性和细胞膜的通透性。钾、钠、钙、镁是维持神经肌肉兴奋性和细胞膜通透性的必要条件。人体内矿物质不足可能出现许多症状。

人为什么会缺乏矿物质

正常人体可以通过平衡多样化的膳食，得到矿物质的良好补充。但是由于各种原因，有些人也会发生矿物质缺乏。目前导致我国居民矿物质缺乏的主要因素如下。

一、不健康的饮食方式

矿物质在不同食物中的含量不同，只有通过平衡多样化膳食，才能够得到良好的补充。海产品、动物性食物、五谷杂粮、坚果类食物的矿物质含量丰富。动物性食品不仅比植物性食品富含锌、铜、铁等必需微量元素，而且矿物质吸收利用率也比较高。如果有偏食、挑食、素食、饮食过于精细等习惯，就容易发生矿物质缺乏。酗酒、抽烟等也会干扰矿物质的吸收利用。

二、食物加工不当

谷类食品中的矿物质主要存在于谷物的外皮和胚芽中，如果加工过于精细，谷物外皮和胚芽中的矿物质就会随糠麸一起丢失。水果和蔬菜削皮，过分淘洗米和菜，蔬菜切得过碎，烹调时间过长，也会使矿物质损失增加。

三、食物中含拮抗物质

食物中草酸盐、植酸盐能够与钙、铁、锌、镁等金属元素结合，形成人体难以吸收的盐类，从而降低人体对矿物质的吸收利用。例如，菠菜、柿子、苋菜、竹笋、茶叶含草酸、植酸、鞣酸较多，能干扰矿物质的吸收。膳食纤维、茶叶和咖啡中的酚类化合物会干扰铁的吸收。食物发酵能破坏这些拮抗物质，提高矿物质的利用率。

四、矿物质之间可相互干扰

一些矿物质在人体内含量过高时会干扰其他元素如钙、磷、镁、铁、锌、铜等的吸收。又如镉、汞、银可干扰铜的吸收，铅能干扰锌、铁的吸收利用，钙、磷可干扰铁、铜的吸收利用，硫离子和多价磷酸盐能与铜、锌结合影响铜、锌的吸收。

五、特殊生理需要

处于迅速生长发育期的儿童、妊娠期和哺乳期妇女、某些疾病恢复期的人或是运动量过大者、劳动强度过高者时，身体对矿物质的需求量都会显著增加，如不及时补充就会导致矿物质的缺乏。高温作业或在炎热的夏季，人体大量出汗可造成钠、钾、氯等元素的流失，如不及时补充，会导致矿物质缺乏。

某些消化系统疾病，如严重的腹泻、呕吐会使矿物质的流失增加，造成体内矿物质缺乏。又如胃肠道功能低下、肾脏疾病、内分泌功能紊乱等，也会导致矿物质的吸收障碍或矿物质流失增加，导致矿物质缺乏。

特殊的地理环境中元素分布不均衡，某些地区的环境导致当地的食物和饮水天然缺乏某些矿物质。我国有些地区发生的克汀病、克山病，就是由于当地环境中缺乏碘、硒造成的。

（资料来源：中国营养健康网，有删改）

三、常量元素

（一）钙

钙是人体质量分数[①]最多的矿物质元素之一。

成年人体内钙总量达1000～1300g，相当于体重的1.5%～2.0%。其中，99%集中在骨骼和牙齿，少量为无定形钙，其余1%以结合或离子状态存在于软组织、细胞外液和血液，称为混溶钙池，这部分钙与骨骼钙维持着动态平衡，是维持体内细胞正常生理状态所必需的。人体内有相当强大的保留钙和维持细胞外液中钙浓度的机制，当膳食钙严重缺乏或机体发生钙异常丢失时，可通过骨脱钙化纠正低钙血症，从而保持血

① 质量分数（mass fraction）：溶液中某溶质的质量与溶液总质量之比，也可以用百分数表示，也指化合物中某种物质质量占总质量的百分比，也可以指化合物中各原子相对原子质量（需乘系数）与总式量的比值，即某元素在某物质中所占比例。

钙的稳定。

1. 生理功能

（1）构成骨骼和牙齿。骨骼和牙齿是人体中含钙最多的组织。

（2）维持神经与肌肉活动，包括神经肌肉的兴奋、神经冲动的传导、心脏的正常搏动等。

（3）激活体内某些酶的活性。钙对许多参与合成、转运的酶都有调节作用，如三磷酸腺苷酶、琥珀酸脱氢酶、脂肪酶以及一些蛋白质分解酶等。

此外，钙还参与血凝过程、激素分泌、维持体液酸碱平衡以及细胞内胶质稳定等。

2. 吸收与代谢

（1）吸收。钙在小肠通过主动转运与被动（扩散）转运吸收。

钙的吸收率为20%~60%。凡能降低肠道pH值或增加钙溶解度的物质均可促进钙的吸收；凡能与钙形成不溶性物质的因子均干扰钙的吸收。

钙的吸收率受膳食中草酸盐与植酸盐的影响，它们可与钙结合形成难以吸收的钙盐类物质。

膳食纤维也会干扰钙的吸收，可能是其中的糖醛酸残基与钙结合所致。脂肪摄入量过高，可使大量脂肪酸与钙形成钙皂，从而影响钙的吸收。

对钙吸收有利的因素包括维生素D、乳糖、蛋白质等。

此外，钙的吸收还与机体状况有关。

（2）代谢。钙的代谢渠道主要是肠道与泌尿系统，大部分通过排便代谢。每日排入肠道的钙大约400mg，其中有一部分可被重新吸收。正常膳食时，钙从尿中的代谢量约为摄入量的20%。钙也可通过汗液、乳汁等排出，如高温作业者每日汗液中丢失的钙量可高达0.1g左右，哺乳期妇女通过乳汁每日排出钙150~300mg。

3. 参考摄入量与食物来源

中国居民膳食矿物质钙的推荐摄入量/适宜摄入量（RNI/AI）以及钙的食物来源分别如表2-8、表2-9所示。

表2-8　钙的推荐摄入量/适宜摄入量（RNI/AI）　单位：mg/d

人群	婴儿	儿童	青少年	成人	老年	孕妇	哺乳期妇女
RNI/AI（钙）	200~250（AI）	600~800	1000~1200	800	1000	1000	1000

表2-9　钙的食物来源　单位：mg/100g

食物	钙含量	食物	钙含量	食物	钙含量
虾皮	991	苜蓿	713	酸枣棘	435
虾米	555	荠菜	294	花生仁	284

续 表

食物	钙含量	食物	钙含量	食物	钙含量
河虾	325	雪里蕻	230	紫菜	264
泥鳅	299	苋菜	187	海带（湿）	241
红螺	539	乌塌菜	186	黑木耳	247
河蚌	306	油菜薹	156	全脂牛乳粉	676
鲜海参	285	黑芝麻	780	酸奶	118

钙无明显毒副作用，摄入过量主要表现为增加罹患肾结石的危险性，并干扰铁、锌、镁、磷等元素的吸收、利用。由于目前滥补钙的现象时有发生，为安全起见，我国成人钙的可耐受最高摄入量（UL）确定为2g/d。

钙的摄入应考虑两个因素，即食物中钙的质量分数与吸收利用率。

（二）磷

磷是人体质量分数较多的元素之一，在成人体内质量分数为650g左右，占体内无机盐总量的1/4，平均占体重的1%左右。人体内的磷85%~90%以羟基磷灰石形式存在于骨骼和牙齿，其余10%~15%与蛋白质、脂肪、糖及其他有机物结合，几乎分布于所有组织细胞中，其中一半左右在肌肉。

磷在体内代谢受维生素D、甲状旁腺素以及降钙素调节。

1. 生理作用

（1）构成人体骨骼、牙齿以及软组织。

（2）调节能量释放。

（3）生命物质成分。

（4）酶的重要组成成分。

（5）促进物质活化，以利于体内代谢。

此外，磷酸盐还参与调节酸碱平衡。磷酸盐能与氢离子结合，以不同形式、不同数量的磷酸盐类排出，从而调节体液的酸碱度。

2. 吸收与代谢

磷的吸收与代谢大致与钙相同。磷主要在小肠被吸收，摄入混合膳食时，磷的吸收率可达60%~70%。

膳食中的磷主要以有机形式存在，摄入后在肠道磷酸酶的作用下游离出磷酸盐，并以磷酸盐的形式被吸收。植酸形式的磷不能被机体充分吸收利用。此外，人的年龄越小磷的吸收率越高。

3. 参考摄入量和食物来源

磷的需要量与年龄密切相关，同时还取决于蛋白质的摄入量。磷的推荐摄入量/适宜摄入量（RNI/AI）如表2－10所示。

表2－10　　磷的推荐摄入量/适宜摄入量（RNI/AI）　　单位：mg/d

人群	0岁	半岁	1岁	4岁	7岁	11岁	14岁	18岁	50岁
RNI/AI（磷）	100（AI）	180（AI）	300	350	470	640	710	720	720

磷的来源广泛，一般都能满足需要。磷是与蛋白质并存的，在含蛋白质和钙丰富的肉、鱼、禽、蛋、乳、动物肝脏、肾脏中质量分数很高；海带、紫菜、芝麻酱、花生、坚果含磷也很丰富；粮食中的磷为植酸磷，不经加工处理利用率较低；蔬菜和水果含磷较少。表2－11所示为富含磷的食物。

表2－11　　富含磷的食物　　单位：mg/100g

食物	含量	食物	含量	食物	含量
紫菜	710	香菇	414	花生	399
鸡蛋黄	532	奶粉	883	鸡	189
甲鱼	430	蟹	616	瘦肉	177
牛奶	195	青鱼	246		

四、微量元素

（一）铁

铁是人体必需微量元素中质量分数最大的一种，总量为4～5g。

铁主要以功能性铁的形式存在于血红蛋白、肌红蛋白以及含铁的酶中，占体内总铁量的60%～75%，其余则以铁蛋白等贮存铁的形式存在于肝、脾、骨髓，约占25%。

1. 生理作用

铁最主要的功能是构成血红蛋白、肌红蛋白，参与组织呼吸过程。

铁还有许多重要功能，如参与过氧化物酶的组织呼吸过程，促进生物氧化还原反应的进行，促进β－胡萝卜素转化为维生素A、嘌呤与胶原的合成、抗体的产生、脂类在血液中的转运以及药物在肝脏的解毒等。

铁还对血红蛋白和肌红蛋白起呈色作用，在食品加工中具有重要作用。

2. 吸收与代谢

人体铁的来源有两条途径：一是从食物中摄取，二是再次利用血红蛋白破坏时释放出的血红蛋白铁。人体对铁的吸收利用率很低，只有10%~20%。

影响铁吸收利用率的因素主要有：

（1）铁的存在形式。二价铁盐比三价铁盐更容易被机体利用。

（2）食物成分。维生素C、核黄素、某些单糖、有机酸、动物蛋白有促进非血红素铁吸收的作用。

（3）肉因子。动物肉类、肝脏可促进铁吸收，一般将肉类中可提高铁吸收利用率的因素称为“肉因子”或“肉鱼禽因子”。

（4）生理因素。人体内铁的需要量与贮存量对血红素铁或非血红素铁的吸收都有影响。当贮存量多时，铁吸收率降低；反之，当贮存量少时，需要量及吸收率增高。随着年龄的增长，铁的吸收率逐渐下降。

3. 参考摄入量与食物来源

中国居民膳食矿物质铁的推荐摄入量（RNI）如表2－12所示。

表2－12　铁的推荐摄入量（RNI）　单位：mg/d

人群	儿童	青少年	成人	孕妇	哺乳期妇女
RNI（铁）	10～13	15～18	12～20	20～29	24

食物含铁量通常都不高，常见食物中铁的含量如表2－13所示。但是，肉、禽、鱼类及其制品却是食物铁的良好来源，尤其是肌肉、肝脏、血液含铁量高，利用率高。海米、蟹黄、蛋黄、红糖等也是铁的良好来源。植物性食品以豆类、坚果类、山楂、草莓、发菜、口蘑、黑木耳、紫菜、莲子、糯米等含铁量较多。蔬菜中含铁量不高，而油菜、苋菜、菠菜、韭菜等含有植酸等，铁利用率不高。

表2－13　常见食物中铁的含量　单位：mg/100g

食物	含铁量	食物	含铁量	食物	含铁量	食物	含铁量
稻米	2.3	芹菜	0.8	芝麻酱	58.0	大油菜	7.0
核桃仁	3.5	玉米	1.1	红小豆	7.4	虾米	11.0
桂圆	44.0	大豆	8.2	标准粉	3.5	鸡蛋	2.0
猪肉（瘦）	3.0	玉米	1.1	大豆	8.2	猪肝	22.6
干红枣	1.6	绿豆	6.5	黑木耳	97.4	大白菜	4.4
菠菜	2.5	带鱼	1.2	芹菜	0.8	海带（干）	4.7

（二）碘

人体内含碘20～50mg。甲状腺组织内含碘最多，约占体内总碘量的20%。其余的碘存在于血浆、肌肉、肾上腺和中枢神经系统等组织。

1. **生理作用**

碘在体内主要参与甲状腺素合成，故其生理作用也通过甲状腺素的作用表现出来。

机体缺乏碘可导致甲状腺肿，幼儿缺碘还会导致先天性生理和心理发育不完善，引发呆小症。

2. **吸收与代谢**

膳食与饮用水中的碘基本以无机碘的形式存在，极易被吸收。有机碘在人体肠道内降解释放出碘化物而被吸收，而约有 80% 的甲状腺素未经变化即可被吸收。吸收的碘，迅速转运至血浆，其中大约 30% 的碘被甲状腺利用，合成为甲状腺素，并被贮存于体内唯一贮存碘的甲状腺内，其余的碘常与血液中的蛋白质结合，遍布各组织。

在代谢过程中，甲状腺素分解游离出的碘，部分被重新利用，部分通过肾脏排出体外，部分在肝内合成甲状腺素葡萄糖酸酯或硫酸酯，随胆汁进入小肠，随粪便排出体外。人体内的碘约 90% 由尿排出，约 10% 随粪便排出，通过其他途径如随汗液或通过呼吸排出的较少。哺乳期妇女可从乳汁中排出一定量的碘（7 ~ 14μg/d）。

3. **碘缺乏症与碘过量症**

碘缺乏会造成甲状腺素合成分泌不足，引发垂体促甲状腺激素代偿性合成分泌增多，刺激甲状腺增生肥大，称为甲状腺肿。甲状腺肿可由环境或食物缺碘造成，常为地区性疾病，称为地方性甲状腺肿。若孕妇严重缺碘，会殃及胎儿发育，使新生儿生长发育受损，尤其是神经组织与肌肉组织，造成认知能力低下，引发呆小症。如果摄入碘过高，也可导致高碘性甲状腺肿。

4. **参考摄入量与食物来源**

人体对碘的需要量受年龄、性别、体重、发育及营养状况等因素影响。中国居民膳食营养素推荐摄入量（RNI）为成人 120μg/d，孕妇在此基础上加 110μg，哺乳期妇女在此基础上加 120μg。

人体所需的碘可从饮用水、食物和食盐中获得，其中 80% ~ 90% 由食物获得。食物及饮用水中碘的质量分数受各地土壤地质状况的影响。海洋是天然的“碘库”，海洋食物往往含有丰富的碘，碘质量分数一般高于陆生食物，有些食物还具有聚碘的能力。含碘量丰富的海洋食物有海带、紫菜、鲜鱼、蚶干、蛤干、干贝、淡菜、海参、海蜇等。每百克海带（干）含碘 24000μg、紫菜（干）含碘 800μg、淡菜（干）含碘 1000μg、海参（干）含碘 600μg。海盐含碘一般在 30μg/kg 以上，但随着加工精度的提高，海盐含碘量降低。含碘的食物如表 2 – 14 所示。

表 2-14　　含碘的食物　　单位：μg/100g

名称	含碘量	名称	含碘量
海带（干）	24000	蛏干	1900
紫菜（干）	800	干贝	1200
发菜（干）	11000	淡菜	1000
鱼肝（干）	480	海参（干）	600
蚶（干）	2400	海蜇（干）	1320
蛤（干）	2400	龙虾（干）	600

（三）锌

锌是人体必需的微量元素。人体含锌 2～2.5g，锌主要存在于肌肉、骨骼、皮肤。按单位重量含锌量计算，以视网膜、脉络膜、前列腺含锌最高，其次为骨骼、肌肉、皮肤、肝、肾、心、胰、脑和肾上腺等。

1. 生理作用

（1）作为酶的组成成分或作为酶的激活剂。

（2）促进人体生长发育与组织再生。

（3）作为味觉素的结构成分，促进食欲。

（4）参与创伤组织的修复。缺锌时伤口不易愈合，锌对于维持皮肤健康也是必需的。

（5）维护免疫功能。锌能直接影响胸腺细胞的增殖，使胸腺素分泌正常，以维持免疫细胞的完整。

2. 吸收与代谢

锌主要在小肠内被吸收，与血浆中的蛋白质或传递蛋白结合进入血液循环。锌的吸收率为 20%～30%，锌的吸收受许多因素影响。高蛋白、质量分数中等的磷酸膳食有利于锌的吸收；维生素 D、葡萄糖、乳糖、半乳糖、柠檬酸有利于锌的吸收。

锌在体内代谢后主要通过粪便、尿液排出。

3. 参考摄入量与食物来源

考虑到不同膳食中锌的吸收率不同，其供给量亦有差异。我国居民膳食中锌的推荐摄入量（RNI）为 1～11 岁 4～10mg/d，成年男子为 12.5mg/d，孕妇为 9.5mg/d、哺乳期妇女为 12mg/d。

锌的来源广泛，但动植物性食物的锌质量分数和吸收率有很大差异。植物性食物由于含植酸盐、膳食纤维等较多，锌的吸收率较低；一般以动物性食物如贝壳类的海产品、红色肉类、动物内脏等作为锌的良好来源。蔬菜、水果及牛奶中锌的质量分数较低。表2－15所示为含锌较高的食物。

表2－15　　含锌较高的食物　　单位：mg/100g

食物	含量	食物	含量	食物	含量	食物	含量
小麦胚粉	23.4	山羊肉	10.42	鲜赤贝	11.58	章鱼	5.18
花生油	8.48	猪肝	5.78	红螺	10.27	鲜扇贝	11.69
黑芝麻	6.13	海蛎肉	47.05	牡蛎	9.39	鸡蛋黄粉	6.66
口蘑白菇	9.04	蛏干	13.63	蚌肉	8.50		

（四）硒

硒在人体内的质量分数很低，总量为14～20mg，广泛分布于所有组织和器官，其中肝、胰、肾、心、脾、牙釉质等部位质量分数较高，脂肪组织质量分数最低。

1. 生理作用

（1）抗氧化作用。

（2）解毒作用。

（3）保护心血管，维护心肌的健康。

（4）增强机体免疫功能。

此外，硒还有促进生长、保护视觉器官等作用。

2. 吸收与代谢

硒在小肠被吸收，无机硒与有机硒都易于被吸收，其吸收率都在50%以上。硒吸收率的高低与硒的化学结构、溶解度有关。例如，蛋氨酸硒的吸收率，大于无机形式的硒，溶解度高的硒吸收率也高。

硒被吸收后，通过与血浆蛋白结合，被转运至各器官与组织。代谢后大部分硒经尿液排出，粪便中的硒绝大多数为未被吸收的食物硒，少量为代谢后随胆汁、胰液、肠液一起分泌到肠腔的硒。此外，硒也可从汗液中排出。

3. 参考摄入量与食物来源

硒缺乏可导致克山病与大骨节病。

2013年修订的《中国居民膳食营养素参考摄入量》提出硒的推荐摄入量（RNI）值为40μg/d（7岁以上人群）。

硒摄入过多可致中毒。我国湖北省恩施市的地方性硒中毒，与当地水土中硒质量分数过高，导致粮食、蔬菜、水果中含硒过高有关。

食物中硒质量分数受当地水土中硒质量分数的影响很大。动物性食品肝、肾、肉类及海产品是硒的优质来源，蔬菜和水果含硒较少。食物加工过程中可损失部分硒。

另外，可以通过酵母硒、硒代半胱氨酸等有机硒及亚硒酸钠等无机硒进行营养强化和补充。表2－16所示为含硒较高的食物。

表2－16 含硒较高的食物 单位：μg/100g

食物	含量	食物	含量	食物	含量	食物	含量
鱼子酱	203.09	青鱼	37.69	瘦牛肉	10.55	扁豆	32.00
海参	150.00	泥鳅	35.30	干蘑菇	39.18	甘肃软梨	8.43
章鱼	86.64	黄鳝	34.56	小麦胚粉	65.20	猪肉	11.97
牡蛎	77.10	鳕鱼	24.8	花豆（紫）	74.06	蛏子	41.68
蛤蜊	57.77	猪肾	111.77	白果	14.50	鲜赤贝	55.14
鲜淡菜	57.35	猪肝（卤煮）	28.70	豌豆	41.80	羊肉	32.20

（五）铜

铜在人体内的总量为50～120mg，分布于体内各器官组织，以肝和脑中浓度最高，其他脏器含量相对较低。

1. 生理作用

（1）影响铁代谢，维持正常造血机能。

（2）促进结缔组织形成。

（3）保护机体细胞免受超氧离子的损伤。铜是超氧化物歧化酶的成分，能催化超氧离子成为氧和过氧化氢，有利于超氧化物转化，从而保护活细胞免受毒性很强的超氧离子的毒害。

此外，铜与生物合成儿茶酚胺、多巴以及黑色素，可促进正常黑色素形成，维护中枢神经系统的健康。

2. 吸收与代谢

铜主要在胃和小肠上部被吸收，吸收率约为40%，某些膳食成分如锌、铁、维生素C与果糖会影响铜的吸收。

吸收后的铜被运送至肝脏和骨骼等脏器与组织，用以合成含铜蛋白和含铜酶。

铜在人体内不是一种储存金属，极易从肠道进入人体，又迅速从人体排出。正常人每日通过粪便、尿液和汗液排出铜。约80%的铜通过胆汁排出，其余通过小肠黏膜排出。

3. 参考摄入量与食物来源

铜的膳食推荐摄入量（RNI）成人为0.8mg/d。

误服大量铜盐、饮用与铜容器长时间接触的饮食（多是饮料），常可致急性中毒。食用大量含铜较高的食物如牡蛎、动物肝脏、蘑菇等，尚未见慢性中毒现象。

铜广泛存在于各种食物，牡蛎、贝类、坚果中铜的质量分数特别高（为0.3～

2mg/100g)，质量分数较丰富的有肝、肾、鱼、麦芽与干豆类（0.1～0.3mg/100g），绿叶蔬菜含铜量较低，牛奶含铜也较少。

（六）锰

人体内锰的总量为10～12mg，锰主要存在于肝、肾、胰和骨骼，唾液和乳汁中也有一定量的锰。

锰在人体内一部分作为金属酶的组成成分，一部分作为酶的激活剂起作用。含锰酶包括精氨酸酶、丙酮酸羧化酶、锰超氧化物歧化酶等，它们参与脂类、碳水化合物的代谢，也是蛋白质、DNA（脱氧核糖核酸）与RNA（核糖核酸）合成所必需的。当锰缺乏时，动物体内肝微粒体中脂类过氧化物就会增高。

人体锰缺乏，会出现严重的低胆固醇血症、体重减轻、头发和指甲生长缓慢等现象。锰在小肠被吸收，但吸收率不高，为2%～15%，个别达25%。膳食成分如钙、磷浓度高时，锰吸收率降低。当铁缺乏时，锰吸收率增高，反之，当锰缺乏时，铁吸收率提高。人体吸收的锰90%以上由肠道排出体外，尿液中排出的极少（1%～10%）。

2013年修订的《中国居民膳食营养素参考摄入量》提出成年男子锰的适宜摄入量（AI）值为4.5mg/d。锰摄入过多可致中毒、损害中枢神经系统，但食物一般不易引起。

茶叶含锰最为丰富，平均为15μg/g以上，含锰较多的食物还有坚果（>10μg/g）、粗粮（>5μg/g）、叶菜和豆类（2.5μg/g左右），精制的谷类和肉蛋奶类含锰量较低（<2μg/g），但是其吸收和存留较多，也是锰的良好来源。

（七）铬

铬在自然界有两种形式：三价铬和六价铬。三价铬是人体必需的微量元素，六价铬则对人体有毒性。铬在人体中的总量为5～10mg，主要存在于骨骼、皮肤、脂肪、肾上腺、大脑和肌肉。铬在人体组织中的质量分数随年龄增长而降低。

铬在糖代谢中作为一个辅助因子对胰岛素起启动作用，已知铬是葡萄糖耐量因子的重要组成成分。铬还影响脂肪的代谢，有降低血清胆固醇和提高HDL（高密度脂蛋白）胆固醇的作用，从而减少胆固醇在血管壁的沉积，可预防动脉粥样硬化。此外，铬还有促进蛋白质代谢和生长发育、增加免疫球蛋白等作用。

当铬摄入不足时，可导致生长发育迟缓，葡萄糖耐量损害，血糖、尿糖增加，易患糖尿病、高脂血症、冠心病等。

对于铬的适宜摄入量，2013年修订的《中国居民膳食营养素参考摄入量》提出成年人铬的适宜摄入量（AI）为30μg/d，孕妇由于葡萄糖耐受量明显高于非孕期妇女，故应提高铬的供给量。

无机铬的吸收率很低（<3%），当与有机物结合时，其吸收率可提高至10%~25%。膳食中某些因素可影响铬的吸收率，抗坏血酸可促进铬的吸收，低浓度草酸盐（0.1mmol/L）可使体内铬含量增高，而植酸盐却会明显降低其吸收率。膳食中单糖与双糖含量过高，不利于铬的吸收。铬代谢后主要由肾脏排出，少量经胆汁从肠道排出体外，皮肤、汗腺也有少量排泄。

铬的良好食物来源为肉类及整粒粮食和豆类，啤酒酵母、干酵母、牡蛎、动物肝脏、蛋黄含铬量高，且铬的活性也大。乳类、蔬菜、水果中铬的质量分数较低。粮食经加工精制后，铬质量分数明显降低。白糖中铬质量分数也低于红糖。

铬超标对人体有哪些危害

使用制革厂鞣制后的蓝矾皮熬制的明胶，重金属铬都会严重超标。那么，什么是铬？铬超标对人体又有哪些危害呢？

专家介绍，铬是一种蓝白色多价金属元素，常见的有二价铬、三价铬和六价铬。其质硬且脆，抗腐蚀，因此多用于不锈钢等制品。同时，铬还是人体必需的一种微量元素，但是，摄入过量的铬会对人体造成非常大的危害。铬的毒性与其存在的价态有关，其中二价铬毒性非常轻微，而三价铬的毒性在人体内就很容易显现。

北京协和医院肠道营养科副主任医师陈伟表示：如果我们长期摄入大量的三价铬，那么一方面是会影响我们身体的抗氧化系统，容易得一些慢性的氧化性的疾病，比如，糖尿病、高血压等疾病；另一方面由于抗氧化系统受到了损伤，又容易导致肿瘤等异常增生的疾病。

与三价铬相比，六价铬的毒性更强，大约是三价铬的100倍。在临床上，六价铬及其化合物对于人体的伤害通常表现在三个方面，一是损害皮肤，导致皮炎、咽炎等；二是损害呼吸系统，引发肺炎、气管炎等疾病；三是损害消化系统，误食甚至长期接触铬酸盐，极易造成胃炎、胃溃疡和肠道溃疡。

专家还强调，过量摄入六价铬，严重的还会导致肾功能衰竭甚至癌症。

（资料来源：新浪健康网）

任务五　认识维生素

一、维生素

维生素，又称维他命，是维持机体生命活动所必需的一类微量的低分子有机化合物。维生素的种类很多，化学结构各不相同，它在生理上既不是构成各种组织的主要原料，也不是体内的能量来源，但在人体生长、代谢、发育过程中却发挥着重要的作用。

（一）维生素的共同特点

目前已知有20多种维生素，通常维生素具有以下共同特点：

（1）维生素以其本体的形式或可被机体利用的前体形式存在于天然食物，但是没有一种天然食物含有人体所需的全部维生素。各类维生素与常见食品一览如表2－17所示。

表2－17　各类维生素与常见食品一览

维生素	常见食品
维生素A	鳗鱼、肝脏类、蛋、脱脂牛奶、奶酪、菠菜、海苔
维生素B	南瓜子、粟子、胡桃、芝麻、花生、红豆、鲤鱼、鲋鱼、腌渍鲑鱼卵、牡蛎、海胆、牛肝、奶粉、西洋芹、毛豆、荞麦面、猪肉
维生素B_1	荞麦面、纳豆、鳗鱼肝、泥鳅、比目鱼、鳕鱼、海胆、牡蛎、鱿鱼干、肝脏类、蛋、脱脂牛奶、奶酪、菠菜、萝卜叶、西洋芹、芦笋、木耳、香菇、松茸、海苔、海带
维生素B_6	啤酒酵母、人参、鸡肉、蛋、葵花籽、小麦胚芽
维生素B_{12}	牛肝、鸡肝、鸡肉、蛋、奶酪、鲑鱼、鳕鱼、鲔鱼、比目鱼、海扇贝、沙丁鱼、蛤子、牡蛎、文蛤
烟碱酸	花生、沙丁鱼、旗鱼、柴鱼、青花鱼、鲑鱼、秋刀鱼、比目鱼、花枝、肝脏、香菇、海带芽、海苔
泛酸	肝脏、蛋、牛肉、鸡肉、猪肉、奶粉、奶酪、豆类
胆碱	大豆、卵磷脂、肝脏、蛋黄、小麦胚芽、菠菜、牛腿肉
维生素C	草莓、白菜、柠檬、凤梨、木瓜、菠菜、青椒、秋葵、高丽菜、青花菜、绿芦笋、葱
维生素E	小麦胚芽油、花生、奶油、青花菜、肝脏、燕麦片、豌豆、番薯、菠菜
维生素H	啤酒酵母、肝脏、大豆、蛋黄、核果
维生素P	葡萄、柳橙、葡萄柚、橘子、高丽菜、西红柿、青花菜、荞麦面

（2）大多数维生素不能在人体内合成，也不能大量储存于组织，必须由食物供给。即使有些维生素（如维生素K）能由肠道细菌合成一部分，但也不能替代从食物中获得的维生素。

（3）维生素一般不构成人体组织，也不提供能量，常以辅酶或辅基的形式参与酶的功能。

（4）维生素每日生理需要量很少，仅以 mg 或 μg 计量，但在调节物质代谢过程中却起着十分重要的作用，不可缺少。

（5）不少维生素具有几种结构相近、生物活性相同的化合物，如维生素 A_1 与维生素 A_2，维生素 D_2 和维生素 D_3，吡哆醇、吡哆醛、吡哆胺等。

维生素的命名知识

维生素一般采用 A、B、C、D 等大写英文字母命名，这是按发现的先后顺序排列的（有些则不是），并无内在含义。由于不同维生素具有不同的生理功能，又出现了以功能命名的名称。例如，维生素 A 又称抗干眼病维生素，维生素 D 又称抗佝偻病维生素，维生素 C 又称抗坏血酸等。随着维生素化学组成和结构研究的不断进展，许多维生素又以其化学结构命名，如维生素 A 被命名为视黄醇，维生素 B_2 被命名为核黄素等。

为了改变维生素命名的混乱状况，国际理论及应用化学会及国际营养科学会在 1967 年及 1970 年先后提出过维生素命名法则的建议，使混乱的命名多少有些改进和明确。但迄今为止，通常仍沿用习惯名称。

（资料来源：百度百科，有删节）

（二）维生素的分类

根据维生素的溶解性，可将其分为脂溶性维生素和水溶性维生素两大类。

1. 脂溶性维生素

脂溶性维生素包括维生素 A、维生素 D、维生素 E、维生素 K，其特点是不溶于水，可溶于脂肪及有机溶剂，常与食物中的脂类共存，在酸败的脂肪中容易被破坏。脂溶性维生素在肠道吸收时随淋巴系统吸收，从胆汁少量排出，其吸收过程复杂，在人体内吸收的速度慢，摄入后主要储存于肝脏或脂肪组织，如大剂量摄入时，可引起中毒，如摄入量过少，则可出现相应缺乏症状。

2. 水溶性维生素

水溶性维生素包括维生素 B_1、维生素 B_2、维生素 B_6、维生素 B_{12}、叶酸、泛酸、烟酸、胆碱、生物素等 B 族维生素和维生素 C，其特点是溶于水，通常以简单的扩散方式被机体吸收，吸收速度快。在满足了组织需要后，多余的水溶性维生素及其代谢产物从尿液排出，在人体内没有非功能性的单纯的储存形式。水溶性维生素一般无毒性，但极大量摄入也会出现毒性，如摄入过少，可较快出现相应缺乏症状。

（三）维生素与人体健康

维生素是人体进行正常代谢所必需的营养物质，大多数维生素是以辅酶分子的结构物质参与生化反应的。另外，视黄醇、生育酚等较少数的维生素具有一些特殊的生理功能。

早期维生素缺乏往往无明显临床症状，被称为“维生素不足症”。某些维生素长期缺乏或严重不足，可引起代谢紊乱和病理现象，被称为“维生素缺乏症”。

维生素缺乏首先可能是因为选择食物不当或食物加工、烹调、储藏不当，使维生素遭受破坏和丢失，造成维生素摄入量不足。其次，人体对维生素吸收利用率的降低也可能造成维生素摄入量不足。最后，膳食成分也会影响维生素的吸收利用。另外，某些特殊人群对维生素的需要量相对较高，也很容易出现维生素缺乏的症状。

我国人民容易发生摄入不足的维生素主要有维生素 A、维生素 B_1、维生素 B_2、维生素 B_6、维生素 C、维生素 D、烟酸等。

（四）维生素之间及维生素与其他营养素的相互关系

维生素之间也存在相互影响的关系。动物实验表明，维生素 E 能促进维生素 A 在肝内的储存。大鼠缺乏硫胺素时，其组织中的核黄素水平下降而尿液中的排出量增高。

维生素与其他营养素之间存在一定关系。高脂肪膳食可大大提高人体对核黄素的需要量，而高蛋白膳食则有利于核黄素的利用和保存。硫胺素、核黄素等都与能量代谢有密切关系，其需要量都是随着热能需要量的增加而增加。

因此，各种维生素之间、维生素与其他营养素之间保持平衡非常重要。如果摄入某一种营养素不适当，就可能引起或加剧其他营养素的代谢紊乱。

二、脂溶性维生素

脂溶性维生素包括维生素 A、维生素 D、维生素 E、维生素 K，本书只对前 3 种做介绍。

（一）维生素 A

1. 性质

狭义的维生素 A 仅指视黄醇，广义的则包括维生素 A 和维生素 A 原。

维生素 A 具有视黄醇生物活性功能，来源于动物性食物，包括视黄醇、视黄醛、视黄酸等物质。

植物中不含维生素 A，在黄、绿、红色植物和真菌中含有类胡萝卜素，其中一部分被动物摄食后可转化为维生素 A。可在人体内转化成维生素 A 的类胡萝卜素称为维生素 A 原，如 α－胡萝卜素、β－胡萝卜素、γ－胡萝卜素等。

2. 生理功能

维生素 A 的生理功能主要如下：

（1）维持机体正常视觉。

（2）维持机体上皮的正常生长与分化。

（3）促进机体生长与生殖。

（4）促进机体骨骼和牙齿的发育。

（5）抑癌。

（6）维持机体正常免疫功能。

3. 缺乏与过量

维生素 A 缺乏可引起机体眼病和上皮组织角化、肿瘤等疾病。维生素 A 缺乏最早的症状是眼睛暗适应能力下降，严重者可致夜盲症、眼干燥症。维生素 A 缺乏还会引起机体上皮组织分化不良、免疫功能低下和对感染敏感性增强。

维生素 A 吸收后可在人体特别是肝脏内大量储存。摄入大剂量维生素 A 可引起急性中毒，表现为恶心、呕吐、头痛、视觉模糊等症状。

4. 参考摄入量及食物来源

2013 年修订的《中国居民膳食营养素参考摄入量》提出维生素 A 的推荐摄入量（RNI），中国居民男性成人为 800μgRAE/d，女性为 700μgRAE/d。1 岁的婴儿为 310μgRAE/d，4 岁的幼儿为 360μgRAE/d，7 岁儿童为 500μgRAE/d。由于维生素 A 过量和缺乏对妊娠都有严重的不良影响，故建议妊娠中晚期推荐摄入量（RNI）为 770μgRAE/d，哺乳期为 1300μgRAE/d。

各种动物性食品是维生素 A 最好的来源，动物肝脏中维生素 A 含量最为丰富，鱼肝油、鱼卵、奶、禽蛋、深色或红黄色的蔬菜和水果等也是维生素 A 的良好来源。膳食中维生素 A 和维生素 A 原的比例最好为 1∶2。

（二）维生素 D

1. 性质

维生素 D 具有抗佝偻病的作用，又称为抗佝偻病维生素，以维生素 D_2（麦角钙化醇）及维生素 D_3（胆钙化醇）最为常见。

维生素 D_2 和维生素 D_3 在自然界常以酯的形式存在，为白色晶体，溶于脂肪和有机溶剂，其化学性质比较稳定。在中性和碱性溶液中耐高热和氧化，但对光敏感，易被紫外线照射而破坏，在酸性溶液中维生素 D 被逐渐分解，脂肪酸败也可导致维生素 D 被破坏。通常的储藏、加工和烹调不会影响维生素 D 的生理活性，但过量射线照射维生素 D，可形成少量具有毒性的化合物，且无抗佝偻病活性。

2. 生理功能

维生素 D 的主要生理功能如下：

（1）促进小肠钙吸收。

（2）促进肾小管对钙、磷的重吸收。

（3）通过维生素 D 调节内分泌系统血钙平衡，影响骨骼钙化。

（4）免疫调节功能。

3. 缺乏症与过多症

（1）维生素 D 缺乏症

婴儿缺乏维生素 D 可引起佝偻病，由于骨质钙化不足，骨中无机盐的质量分数减少，导致骨骼变软和弯曲变形。成人尤其是孕妇、哺乳期妇女、老年人等对钙需求量较大的人群，在缺乏维生素 D 和钙、磷时容易出现骨质软化症或骨质疏松症。另外，缺乏维生素 D，钙吸收不足，甲状旁腺功能失调或其他原因，会造成血清钙水平降低，引起手足痉挛症，表现为肌肉痉挛、小腿抽筋、惊厥等。

（2）维生素 D 过多症

食物含有的维生素 D 一般不会过量，但摄入过量维生素 D 补充剂可引起维生素 D 过多症。婴幼儿最容易发生维生素 D 中毒，由于过量摄入维生素 D 有潜在的毒性，目前普遍接受的维生素 D 摄入量成人以 10～15μg/d 为宜，婴幼儿以不超过 10μg/d 为宜，我国成人的可耐受最高摄入量（UL）为 50μg/d。

4. 参考摄入量和食物来源

表 2－18 所示为维生素 D 的推荐摄入量（RNI）。

表 2－18　维生素 D 的推荐摄入量（RNI）　单位：μg/d

人群	婴儿～10 岁	11～49 岁	>65 岁	孕妇	哺乳期妇女
RNI（维生素 D）	10	10	15	10	10

经常晒太阳是人体廉价获得充足、有效的维生素 D_3 的最好途径。成年人只要经常接受阳光照射，在正常膳食条件下不会发生维生素 D 缺乏症。在阳光不足或空气污染严重的地区，可采用膳食补充。

维生素 D 的主要食物来源包括高脂海水鱼及其鱼卵、动物肝脏、蛋黄、奶油和奶酪等动物性食品。鱼肝油是最常见的维生素 D 补充剂。瘦肉、奶、坚果中仅含微量的维生素 D，蔬菜、谷物及其制品、水果几乎不含维生素 D。我国不少地区使用维生素 D

强化牛奶，这使维生素 D 缺乏症得到了有效控制。

（三）维生素 E

1. 性质

维生素 E 溶于酒精、脂肪和脂溶剂，对热及酸稳定，即使加热至 200℃亦不被破坏。但维生素 E 对氧十分敏感，易被氧化破坏，油脂酸败会加速维生素 E 的破坏。维生素 E 对碱和紫外线敏感。

食物中的维生素 E 在一般烹调条件下损失不大，但较长时间的煮、炖、油炸造成的脂肪氧化，都有可能使维生素 E 活性明显降低。干燥脱水食品中的维生素 E 更容易被氧化。

2. 生理功能

维生素 E 的主要生理功能如下：

（1）抗氧化作用。

（2）预防衰老。

（3）与动物的生殖功能和精子生成有关。

（4）调节血小板的黏附力和聚集作用。

另外，维生素 E 还具有促进肌肉正常生长发育、治疗贫血等作用。

3. 缺乏症与过多症

维生素 E 缺乏症在人类中极为少见，主要表现为溶血性贫血。摄入维生素 E 不足，可能会增加动脉粥样硬化、癌（如肺癌、乳腺癌）、白内障以及其他老年退行性病变的危险性。

维生素 E 摄入过多没有明显的毒性症状。

4. 参考摄入量和食物来源

2013 年修订的《中国居民膳食营养素参考摄入量》推荐的维生素 E 的适宜摄入量（AI）成人为 14mg α－TE/d。当多不饱和脂肪酸摄入量增多时，相应地应增加维生素 E 的摄入量，一般每多摄入 1g 多不饱和脂肪酸，应摄入 0.4mg 维生素 E。如考虑到预防慢性病，可用营养补充剂的形式供给更高剂量的维生素 E。

维生素 E 在自然界中的分布甚广，一般情况下不会缺乏。食用油脂生育酚质量分数最高，为 72.37mg/100g；维生素 E 质量分数丰富的食品还有麦胚等谷类食物，约为 0.96mg/100g；蛋类、鸡（鸭）肫、豆类、坚果、植物种子、绿叶蔬菜中也含有一定量的维生素 E；肉类、鱼类动物性食品、水果及其他蔬菜维生素 E 质量分数较低；奶类生育酚质量分数只有 0.26mg/100g。

三、水溶性维生素

水溶性维生素包括维生素 C 和 B 族维生素（维生素 B_1、维生素 B_2、维生素 B_6、维生素 B_{12}、烟酸、叶酸、泛酸、生物素等）。

（一）维生素 C

1. 性质

维生素 C，又名抗坏血酸，是不稳定的维生素，温度、pH 值、氧、酶、金属离子、紫外线等因素都会影响其稳定性。

2. 生理功能

维生素 C 的主要生理功能如下：

（1）促进生物氧化还原过程，维持细胞膜完整。

（2）作为酶的辅助因子或辅助底物，参与多种重要的生物合成过程。

（3）促进类固醇的代谢。

（4）改善身体对铁、钙和叶酸的利用。

（5）促进伤口愈合。

另外，维生素 C 还参与将非活性形式的叶酸转变为有活性的四氢叶酸的活动，使叶酸能够充分发挥作用。维生素 C 还可促进机体抗体的形成，提高白细胞的吞噬作用，对铅、苯、砷等化学毒素和细菌毒素具有解毒作用，还可阻断致癌物质亚硝胺的形成。

3. 缺乏症与过多症

当维生素 C 摄入严重不足时，可引起维生素 C 缺乏症（又称坏血病），表现为疲劳倦怠、皮肤出现瘀点、毛囊过度角化，继而出现牙龈肿胀出血，眼球结膜出血，机体抵抗力下降，伤口愈合迟缓，关节疼痛等症状，同时伴有轻度贫血以及多疑、抑郁等神经症状。

维生素 C 毒性很低，但是一次口服数量过大可能会出现高尿酸、腹泻、腹胀、溶血。吸烟者对维生素 C 的需要量比非吸烟者高 40%，服用某些药物如阿司匹林和避孕药以及心理紧张和处于高温环境，都可能使机体对维生素 C 的需要量增加。

4. 参考摄入量和食物来源

我国居民维生素 C 的推荐摄入量/适宜摄入量（RNI/AI）如表 2－19 所示。

表 2－19　维生素 C 的推荐摄入量/适宜摄入量（RNI/AI）　单位：mg/d

人群	0 岁	0.5 岁	1 岁	4 岁	7 岁	11 岁	14～50 岁	孕妇	哺乳期妇女
RNI/AI（维生素 C）	40（AI）	40（AI）	40	50	65	90	100	100～115	150

抗坏血酸主要存在于新鲜的蔬菜和水果，如柿子椒、番茄、菜花、苦瓜及各种深色叶菜类；水果中的柑橘、柠檬、青枣、山楂等维生素 C 质量分数十分高，可达 30 ~ 100mg/100g。其中，猕猴桃、沙棘、刺梨等维生素 C 质量分数很高，可达 50 ~ 100mg/100g。除动物肝、肾、血液外，牛奶和其他动物性食品中维生素 C 质量分数甚微。植物种子（粮谷、豆类）几乎不含维生素 C，但豆类发芽后形成的绿豆芽、黄豆芽则含有一定量的维生素 C。

（二）维生素 B_1

1. 性质

维生素 B_1 又称硫胺素或抗脚气病维生素，是人类最早发现的维生素之一。

常见的硫胺素以盐酸盐的形式存在，略带酵母气味，易溶于水，微溶于乙醇，在干燥和酸性溶液中稳定，对温度和氧气也较稳定，但在熔点（249℃）附近容易分解。在紫外线照射、碱性环境中硫胺素会加速分解破坏，铜离子也会加快硫胺素的分解。烹调食品时如果加碱过多，或油炸食品时温度过高，都会导致硫胺素的大量损失。

2. 生理功能

硫胺素在肝脏被磷酸化为焦磷酸硫胺素，并以此构成重要的辅酶参与机体代谢。硫胺素在体内参与 α - 酮酸的氧化脱羧反应，对糖代谢十分重要。

另外，硫胺素还作为转酮酶的辅酶参与磷酸戊糖途径的转酮反应，这是唯一能产生核糖以供合成 RNA 的途径。

3. 缺乏症

硫胺素在体内储存量极少，若摄入不足可引起硫胺素缺乏症，即脚气病。导致脚气病的原因：长期以精白米面为主食，缺乏其他副食补充；机体处于特殊生理状态而未及时补充硫胺素；肝损伤、酒精中毒等疾病。硫胺素缺乏还会损害神经血管系统，导致多发性末梢神经炎及心脏功能失调，发病早期可有疲倦、烦躁、头痛、食欲不振、便秘和工作能力下降等症状。

摄入过量的硫胺素可由肾脏排出，其毒性非常低。

4. 参考摄入量与食物来源

硫胺素的推荐摄入量（RNI）：成人男性为 1.4mg/d，女性为 1.2mg/d，孕妇和哺乳期妇女分别为 1.4mg/d、1.5mg/d。

硫胺素广泛分布于整个动植物界，并且以多种形式存在于各类食物。其良好的来源是动物的内脏（肝、肾、心）、瘦肉、全谷、豆类和坚果，硫胺素质量分数为 0.4 ~ 0.7mg/100g。目前谷物仍为我国传统膳食中硫胺素的主要来源，未精制的谷类食物含硫胺素达 0.3 ~ 0.4mg/100g，过度碾磨的精白米、精白面会造成硫胺素大量丢失。蔬菜含硫胺素较少。

（三）维生素 B_2

1. 性质

维生素 B_2 又称核黄素，为橙黄色针状结晶，带有微苦味，水溶性较低，在酸性条件下对热稳定，加热到100℃时仍能保持活性，在碱性环境中易被分解破坏。

食物中的核黄素少量以游离形式存在，在肠道内经蛋白酶、焦磷酸酶水解释放出来被吸收。胃酸和胆盐有助于核黄素释放，有利于核黄素吸收。

2. 生理功能

核黄素是机体许多重要辅酶的组成成分。核黄素在人体内以黄素单核苷酸和黄素腺嘌呤二核苷酸的形式作为多种黄素酶类的辅酶，在生物氧化过程中起电子传递的作用，催化氧化还原反应，在呼吸链的能量产生中发挥极其重要的作用。另外，核黄素还在氨基酸和脂肪氧化、嘌呤碱转化成尿酸、芳香族化合物的羟化、蛋白质与某些激素的合成以及人体内铁的转运过程中发挥重要作用。

近年研究发现，核黄素具有抗氧化活性，对于机体抗氧化防御体系至关重要。核黄素还参与维生素 B_6 和烟酸代谢。人体若缺乏核黄素，会影响对铁的吸收。

3. 缺乏症

摄入不足和酗酒是核黄素缺乏最常见的原因。

核黄素缺乏症表现为疲倦、乏力，出现口角裂纹、口腔黏膜溃疡及地图舌等口腔症状，皮肤出现丘疹或湿疹性阴囊炎、脂溢性皮炎，眼部出现角膜毛细血管增生等。长期缺乏还可导致儿童生长迟缓，造成轻中度缺铁性贫血。由于核黄素辅酶参与叶酸、吡哆醛、烟酸的代谢，因此在严重缺乏时常常伴有其他 B 族维生素缺乏的表现。

一般来说，由于核黄素溶解度低，肠道吸收有限，无摄入过量或中毒的困扰。

4. 参考摄入量与食物来源

核黄素是许多氧化还原酶的成分，与体内能量代谢有关，人体热量需要量高时，核黄素的需要量也要相应增加。

核黄素的良好食物来源主要是动物性食物，尤其是动物内脏，如肝、肾、心以及蛋黄、乳类，质量分数较高；鱼类以鳝鱼中核黄素质量分数最高。植物性食物中则以绿叶蔬菜如菠菜、韭菜、油菜及豆类中质量分数较高；野菜中的核黄素质量分数也很可观；一般蔬菜中的核黄素质量分数相对较低。天然存在于谷类食物中的核黄素质量分数与其加工精度有关，加工精度较高的粮谷质量分数较低。由于我国居民的膳食构成以植物性食物为主，使得核黄素成为我国居民最容易缺乏的营养素之一。

（四）烟酸

1. 性质

烟酸，又称维生素 PP、尼克酸、抗癞皮病因子。

烟酸溶于水和乙醇。烟酸对酸、碱、光、热稳定，一般烹调损失小，是性质最为稳定的一种维生素。

2. 生理功能

烟酸在人体内几乎参与细胞内生物氧化还原的全过程，起电子载体的作用。烟酸对 DNA 的复制、修复和细胞分化起重要作用。在维生素 B_6、泛酸和生物素存在下参与脂肪、类固醇的生物合成。

此外，烟酸还是葡萄糖耐量因子的重要成分，具有增强胰岛素效能的作用。另据资料显示，大剂量服用烟酸有降低血胆固醇、甘油三酯和扩张血管的作用。

3. 缺乏症与过多症

烟酸缺乏症又称癞皮病，主要出现在以玉米、高粱为主食的人群，主要损害皮肤，口、舌、胃肠道黏膜以及神经系统。其典型病例有皮炎、腹泻和痴呆等。初期症状有体重减轻、食欲不振、失眠、头疼、记忆力减退等，重度缺乏时表现为皮肤、消化道和神经系统病变。烟酸缺乏常与硫胺素、核黄素缺乏同时存在。

过量摄入烟酸的副作用有皮肤发红、眼部感觉异常、高尿酸血症，偶见高血糖等。

4. 参考摄入量与食物来源

人体所需烟酸的来源有两种，除了直接从食物中摄取外，还可在体内由色氨酸转化而来。

烟酸广泛存在于动植物性食物中，良好的来源为蘑菇、酵母，其次为动物内脏（肝、肾）、瘦肉、全谷、豆类等，绿叶蔬菜也含相当数量的烟酸。乳类和蛋类中烟酸质量分数较低，但是含有丰富的色氨酸，在人体内可以转化为烟酸。一些植物中的烟酸常与大分子结合而不能被哺乳动物吸收，如玉米、高粱中的烟酸多为结合型烟酸，不能被人体吸收，导致以玉米为主食的人群容易发生癞皮病。但是，结合型烟酸在碱性溶液中可以分离出游离烟酸，被动物和人体利用。

（五）维生素 B_6

1. 性质

维生素 B_6 是一类含氮化合物，以磷酸盐的形式广泛分布于动植物体内。

维生素 B_6 易溶于水及酒精，对热较稳定。一般在酸性溶液中稳定，而在碱性环境中容易被分解破坏。

维生素 B_6 主要在小肠被吸收。吸收后的维生素 B_6 以辅酶的形式分布于机体组织，通常人体内含 40～150mg。

2. **生理功能**

维生素 B_6 是体内多种酶的辅酶，参与近百种酶反应。

此外，维生素 B_6 还参与烟酸的形成，影响核酸和 DNA 的合成等。动物实验证实，维生素 B_6 可能对免疫系统有影响。

维生素 B_6 摄入不足可导致维生素 B_6 缺乏症。维生素 B_6 缺乏症一般常伴有多种 B 族维生素摄入不足症状，主要表现为脂溢性皮炎、口炎、口唇干裂、舌炎、易激怒、抑郁等。

3. **参考摄入量与食物来源**

2013 年修订的《中国居民膳食营养素参考摄入量》提出我国成人维生素 B_6 的推荐摄入量（RNI）为 1.4～1.6mg/d。

维生素 B_6 可以通过食物摄入和肠道细菌合成两条途径获得。虽然维生素 B_6 的食物来源很广泛，但一般质量分数均不高。动物性食物中的维生素 B_6 质量分数相对较高，植物性食物中维生素 B_6 大多与蛋白质结合，不易被吸收。

维生素 B_6 质量分数较高的食物为白色的肉类（鸡肉、鱼肉等），其次为肝脏、蛋、豆类、谷类，水果和蔬菜中的维生素 B_6 质量分数也较高，但柠檬类果实质量分数较低，奶及奶制品质量分数也较低。

（六）叶酸

1. **性质**

叶酸为黄色结晶，微溶于水，不溶于乙醇、乙醚及其他有机溶剂。叶酸在酸性溶液中对热不稳定，在中性和碱性条件下十分稳定。

2. **生理功能**

首先，叶酸在体内许多重要的生物合成过程中作为一碳单位的载体发挥重要功能；其次，叶酸还可通过蛋氨酸代谢影响磷脂、肌酸、神经介质的合成；再次，叶酸可促进苯丙氨酸与酪氨酸、组氨酸与谷氨酸、半胱氨酸与蛋氨酸的转化；最后，叶酸还是血红蛋白的构成成分，可预防恶性贫血。

3. **缺乏症**

膳食摄入不足、酗酒等常导致叶酸缺乏。叶酸严重缺乏的典型临床表现为巨幼红细胞贫血。患者出现红细胞成熟障碍，伴有红细胞和白细胞减少，还可能引起智力退化。叶酸缺乏还可导致癌前病变。

叶酸缺乏可使同型半胱氨酸向蛋氨酸转化出现障碍，进而导致同型半胱氨酸血症。已经证实，同型半胱氨酸对血管内皮细胞有毒害作用，导致动脉粥样硬化及心血管疾病。此外，孕妇在孕早期缺乏叶酸会导致胎儿神经管畸形，并使得孕妇的胎盘早剥发生率明显升高。

叶酸缺乏还伴有身体衰弱、精神萎靡、健忘、失眠、胃肠功能紊乱和舌炎等症状。儿童可见生长发育不良。

4. **参考摄入量和食物来源**

叶酸的摄入量以膳食叶酸当量（DFE）表示。食物叶酸的平均生物利用率为50%，叶酸补充剂与膳食叶酸混合时的生物利用率为85%，相当于膳食叶酸的1.7倍。

成人每日叶酸推荐摄入量（RNI）为400μgDFE。妊娠期和哺乳期妇女叶酸需要量明显增加。妊娠期叶酸推荐摄入量RNI为600μgDFE/d，哺乳期叶酸推荐摄入量（RNI）为550μgDFE/d。叶酸广泛存在动植物性食物，其良好来源为肝、肾、绿叶蔬菜、马铃薯、豆类、麦胚、坚果等。

任务六　走进水世界

人对水的需要量仅次于氧气，所以水是人体最重要的组成成分，也是占人体比重最多的一种化合物。水在人体内的含量因年龄、性别而异，对于新生儿，水占体重的75%～80%，成年男子约为60%，女子为45%～56%，这种男女之间的差异，与体内脂肪含量的多少有关。水与生命活动息息相关，人体内若损失水分10%，许多正常的生理功能就会受到严重的影响；若体内损失水分20%，就会引起狂躁、昏迷而导致死亡。

一、水的生理功能

（一）水是构成机体的重要成分

成年人体重的2/3是由水组成的。血液、淋巴、脑脊液含水量高达90%以上；肌肉、神经、内脏、细胞、结缔组织等含水量60%～80%；脂肪组织和骨骼含水量在30%左右。

（二）促进物质代谢过程

水参与各种物质代谢。水是各种营养素的良好溶剂，能使许多物质溶解，有助于体内的化学反应。水的流动性大，有利于体内物质的运输，在营养物质的消化、吸收、生物氧化、循环、代谢等生理过程中起着重要作用。

（三）调节体温

水的比热数值和蒸发数值比较大，当高温时，可经皮肤蒸发水分散热，这种性质有利于维持体温的正常。

（四）机体的滑润剂

水是机体关节、肌肉和内脏器官的润滑剂，对人体组织和器官起保护作用。

二、水的代谢和平衡

人体在正常情况下，经皮肤、呼吸道、尿液和粪便等形式有一定数量的水代谢到体外，因此应当补充相应数量的水。每人每天代谢出的水和摄入的水必须基本相等，这称为“水平衡”。

人体需要的水，约有一半来自饮料（饮水、汤），另一半则来自饭菜所含的水及食物在体内氧化时所产生的水，一般正常人水的出入量是平衡的。

三、人体对水的需要量及其来源

（一）水的需要量

水的需要量随气候、年龄、工作性质的不同而不同。高温作业、夏季重体力劳动者、食用高蛋白质或油腻重的食物都需要多饮水。正常成年人每日摄入水分的毫升数与其摄入热量的千卡数大致相等。

（二）水的来源

1. 食物中含有的水

各种食物中均含有水，不同的食物含水量也不相同，成人每日从食物中摄取大约1000ml 水。

2. 饮水

人的饮水量因气温、劳动、生活习惯不同而异，成人每日饮水、汤、乳或其他饮料为 1500 ~ 1700ml。

3. 代谢水

代谢水即来自体内碳水化合物、脂肪、蛋白质代谢时氧化产生的水，来自代谢过程的水为 200 ~ 400ml。

四、我国居民饮用水的种类及其水质标准

（一）我国居民饮用水的种类

1. 自来水

自来水是最常见的生活饮用水，其水源一般来自江、河、湖泊，属于加工处理后

的天然水，为暂时性硬水。

2. **纯净水**

纯净水是蒸馏水、太空水的合称，是一种安全无害的软水。纯净水是以符合生活饮用水卫生标准的水为水源，采用蒸馏法、电解法、逆渗透法及其他适当加工方法制的纯净度很高、不含任何添加物、可直接饮用的水。

3. **矿泉水**

从地下深处自然涌出的或经人工开发的、未受污染的地下矿泉水，含有一定量的矿物盐、微量元素或二氧化碳气体，在通常情况下，其化学成分、流量、水温等动态指标在天然波动范围内相对稳定。与纯净水相比，矿泉水含有丰富的锂、锶、锌、溴、碘、硒和偏硅酸等微量元素。饮用矿泉水有助于人体对这些微量元素的摄入，并有助于调节肌体的酸碱平衡，但饮用矿泉水应因人而异。由于矿泉水的产地不同，其所含微量元素和矿物质成分也不同，不少矿泉水含有较多的钙、镁、钠等金属离子，是永久性硬水。

4. **活性水**

活性水包括磁化水、矿化水、高氧水、离子水、自然回归水、生态水等品种。这些水均以自来水为水源，一般经过滤、精制和杀菌、消毒处理而成，具有特定的活性，并且有相应的渗透性、扩散性、溶解性、代谢性、排毒性、富氧化和营养性特点。

5. **净化水**

净化水通过净化器对自来水进行二次终端过滤处理制得。净化原理和处理工艺一般包括粗滤、活性炭吸附和薄膜过滤三级系统，能有效地清除自来水管网中的红虫、铁锈、悬浮物等成分，降低浊度，使自来水达到国家饮用水卫生标准。但是，净水器中的粗滤装置要经常清洗，活性炭也要经常换新，否则时间一久，净水器内胆易堆积污物，繁殖细菌，形成二次污染。净化水易取得，是经济实惠的优质饮用水。

6. **天然水**

天然水包括江、河、湖、泉、井及雨水。饮用这些天然水应注意水源、环境、气候等因素，判断其洁净程度。取自天然的水经过滤、臭氧化或其他消毒净化处理，既保持了天然又达到了洁净标准。在天然水中，泉水杂质少、透明度高、污染少，虽属暂时性硬水，但加热后呈酸性碳酸盐状态的矿物质被分解，释放出碳酸气，口感特别微妙。然而，由于各种泉水的含盐量及硬度有较大差异，也不是所有泉水都是优质的，有些泉水含有硫黄，不能饮用。

（二）我国的水质标准

1. 感官指标

色度不超过15度，浊度不超过3度，不得有异味、臭味，不得含有肉眼可见物。

2. 化学指标

pH值6.5～8.5，总硬度以$CaCO_3$计为450mg/L，铁不超过0.3mg/L，锰不超过0.1mg/L，铜不超过1.0mg/L，锌不超过1.0mg/L，挥发酚类不超过0.002mg/L，阴离子合成洗涤剂不超过0.3mg/L。

3. 毒理指标

氟化物不超过1.0mg/L，氰化物不超过0.05mg/L，砷不超过0.01mg/L，镉不超过0.005mg/L，铬（六价，“价”表示铬的量词，六价以上铬有毒）不超过0.05mg/L，铅不超过0.01mg/L。

4. 细菌指标

细菌总数不超过100个/毫升，大肠菌群不得检出。

以上四个指标，主要是从饮用水最基本的安全和卫生方面考虑。

任务七　了解人体热能

一、人体热能

自然界存在着各种形式的能，如热能、光能、化学能、机械能、核能等。这些“能”可以彼此相互转化，并可做“功”。植物能把吸收到的太阳光能和热能转变为化学能，以满足自身生长发育、开花结果的需要。食草类动物又利用植物中的化学能转化成自身需要的各种能。人类则是通过食用动植物食物摄入化学能，并根据自身需要转变成热能、化学能和机械能等，用以维持生命，从事各种脑力和体力活动。人体所需要的热能不仅消耗在各种劳动、体育锻炼、文化娱乐等行为方面，而且即使在人体完全安静入睡的状态下，为保证心脏跳动、血液循环、胃肠蠕动、体温正常，甚至做梦等，也都要消耗一定的热能。

人体所需要的热能来自碳水化合物、脂肪、蛋白质3种生热营养素。从一段较长的时间来看，健康的成人从食物中摄取的热能与消耗的热能经常保持相对平衡状态。一般情况下，一个人在5～7天内的热能需要与热能摄入之间存在着量的平衡关系，称为能量平衡。一旦这种平衡关系被破坏，就会影响到人体的新陈代谢。当摄入的能量超过人体需要时，一般就在体内贮存起来；当摄入的能量不足时，机体就会动用自身储备的能量。人体贮存热能的主要形式是脂肪，因此，热能的储备与利用，可以在体重的增加或减少上表现出来。

二、热能计算单位和生热系数

（一）热能的计算单位

热能习惯上以卡（cal）或千卡（kcal）为单位表示，在营养学上通常用千卡（kcal）表示，用以衡量机体所需要的能量和食物所产生的热。1kcal是相当于1000g水在1个大气压下由14.5℃上升到15.5℃所需要的能量或热量。

目前，国际上规定所有形式的能（包括热能）均以焦耳（J）为单位。1焦耳相当于1牛顿力把1千克重量的物体移动1米所需要的能量。现在营养工作中也有以千焦耳或大焦耳为热能单位的。两种热能单位的换算方法如下：

1000焦耳（J）=1千焦耳（kJ）

1000千焦耳（kJ）=1大（兆）焦耳（MJ）

1千卡（kcal）=4.184千焦耳（kJ）

1000千卡=4184千焦耳=4.184大焦耳（MJ）

1千焦耳=0.239千卡

1000千焦耳=239千卡

1大（兆）焦耳=239千卡

（二）营养素的生热系数

实验证明，1g蛋白质、脂肪和碳水化合物在弹式测热器内完全燃烧产生的热能分别是蛋白质5.65kcal/g、脂肪9.45kcal/g、碳水化合物4.1kcal/g。脂肪、碳水化合物在体内生理氧化的最终产物与体外完全燃烧的产物一致，都是二氧化碳和水。因此，1g碳水化合物和1g脂肪在体内生理氧化的热能与体外物理燃烧的热能相同。而蛋白质在体内不能完全氧化分解，其最终产物除二氧化碳和水外还有尿素、肌酐及其他含氮物质，它们不再进行分解，而是随尿液、汗液等排出体外。每克蛋白质在体内氧化分解所产生的这部分含氮有机物，若在测热器内完全燃烧则可产生1.3kcal热量，故计算蛋白质在体内产生的热能时应扣除这部分热能。此外，食物中的3种生热营养素，在人体内不可能全部被消化吸收。在普通混合膳食中，正常人对蛋白质、脂肪、碳水化合物的消化吸收率分别是92%、95%、98%，因此，应扣去消化过程中的损失。这样，每克生热营养素在体内实际产生的热能（即生热系数）为：

蛋白质 $(5.65-1.3)\times92\%\times4.184=16.7$kJ/g

脂肪 $9.45 \times 95\% \times 4.184 = 37.6$kJ/g

碳水化合物 $4.10 \times 98\% \times 4.184 = 16.8$kJ/g

（三）腺嘌呤核苷三磷酸（ATP）与能量代谢

产热营养素在体内最后都被氧化成为二氧化碳和水，并释放出热量，这个过程被称为生物氧化。在生物氧化过程中释放出的能量以 ATP 的形式储存起来，当机体需要时，ATP 分解释放出能量。所以，ATP 与能量代谢密切相关。

三、影响人体热能需要量的因素

人体需要能量的多少，主要取决于以下几个方面：维持基础代谢需要的能量、从事脑力劳动和各种体力劳动所消耗的能量、食物特殊动力作用（Specific Dynamic Action，SDA）所消耗的能量，以及生长期生长发育所需要的能量。其中，最主要的是脑力劳动和体力劳动所消耗的能量，其所占的比例较大。下面有重点地进行介绍。

（一）维持基础代谢需要的能量

基础代谢所需要的能量是维持生命基（础）本活动所必需的能量。它是指机体在 18～25℃室温环境中，处于空腹[①]、安静、清醒、松弛、静卧的休息状态下，为维持体温、保证内脏器官和循环系统等最基本的生命活动所需要的最低能量。

在同一生理条件下，人体的基础代谢比较接近，但仍然要受到许多因素的影响。例如，体型、年龄、性别、某些特殊生理状况等。其中，尤以体型的影响较大。人体的体型又与体表面积、身高、体重密切相关。

在正常条件下，相同的身高和体重，其体表面积基本一致。我国成年人的体表面积，一般用下列公式推算：

$$体表面积（m^2）=0.0061 \times H（cm）+0.0128 \times W（kg）-0.1529$$

式中 H、W 分别表示身高（cm）和体重（kg）。

单位时间内人体每平方米体表面积所消耗的基础代谢热能称为基础代谢率（BMR），其单位是 kcal/㎡/h。一般来说，BMR 与身体体表面积有关，同时还受年龄、性别、气候、疾病、营养状况、内分泌腺活动等因素的影响。例如，女性的 BMR 比男性低 2%～12%，老年人比成年人低 10%～15%，儿童比成年人高 10%～12%；妊娠期女性的 BMR 随胎儿的生长而相应增加等。

因此，在实际工作中，人体每天的基础代谢常以体表面积乘以人体基础代谢率，

---

① 空腹是指在进行基础代谢测定之前 12～15h 停止进食。

再乘以 24h 计算。

（二）从事脑力劳动和各种体力劳动所消耗的能量

从事脑力劳动和各种体力劳动都要消耗热能，而且是热能消耗最大的部分。它直接受劳动的性质、强度、工作时间、动作熟练程度等诸因素的影响。劳动强度越大，劳动时间越长，劳动熟练程度越差，需要的热能就越高。

按照劳动强度不同，可把体力劳动分为如下几级：

1. 极轻体力劳动

身体主要处于坐位工作状态，如办公室工作、开会、读书、装配或修理钟表及收音机等。

2. 轻体力劳动

这主要是以站立位为主的工作，例如，商店售货工作、化学实验工作和教师授课工作等。

3. 中等体力劳动

如重型机械操作——拖拉机驾驶、汽车驾驶和机械化农田劳动，学生的日常活动，电工安装，金工切削等，属于中等体力劳动。

4. 重体力劳动

如非机械化农业劳动、炼钢、舞蹈和体育运动等，属于重体力劳动。

成年人每千克标准体重每日能量供给量如表 2 – 20 所示。

表 2 – 20　成年人每千克标准体重每日能量供给量　单位：kcal

体型	体力活动量			
	极轻体力劳动	轻体力劳动	中等体力劳动	重体力劳动
消瘦	30	35	40	40 ~ 45
正常	20 ~ 25	30	35	40
肥胖	15 ~ 20	20 ~ 25	30	35

（三）食物特殊动力作用

人体摄入食物后，使安静状态下的机体发生的能量代谢增高，导致机体向外界散失的热量比进食前有所增加，这种由于摄取食物而引起机体能量代谢的额外增高的情况称为食物特殊动力作用，也有人称之为食物特殊生热作用，它只是增加机体的能量消耗，并非增加能量的来源。

不同营养素表现的食物特殊动力作用也不一样，摄入蛋白质时额外耗去热能最多，相当于该蛋白质所产生热能的 30%，摄入碳水化合物时耗去产生热能的 5% ~

6%，摄入脂肪时消耗热能最少，仅相当于其产生热能的4%~5%。成人摄入混合膳食时，由于食物特殊动力作用，额外增加的热能消耗约相当于其基础代谢所需热能的10%，每日大约150kcal。

关于食物特殊动力作用的基本原理，现在认为是由机体对食物的代谢反应引起，因为营养素所含能量并非完全被机体利用，只有在转变为ATP或其他高能磷酸键以后才能被利用、做功。例如，葡萄糖和脂肪所含能量的38%~40%可转变为ATP，蛋白质则仅有32%~34%，不能转变为ATP的部分则将以热的形式向外散发，这将有助于维持体温。因此，进食后可使机体在安静状态下向外发散的热比进食前增加。

对于一个健康成年人来说，每日热能的消耗与需要是一致的。消耗包括基础代谢、脑力和体力劳动、食物特殊动力作用三部分热能消耗的总和。对于正处在生长发育期的青少年来说，还需要增加生长发育所需要的热能。

四、热能的测定及其计算方法

（一）直接测热法

测定对象进入一个配有特殊设备的小室，小室四周被水层所包围，机体所散失的热量即被水吸收并使水温升高，测出一定时间内水温上升的度数，即表示这段时间内机体所散发的热量，由此可反映机体热能代谢情况，并表示机体热能的需要量。但此法所用的设备笨重、复杂。

（二）间接测热法

由于食物在人体内氧化时，需消耗吸入空气中的氧气，生成二氧化碳，释放出能量，因此，通过测定人体消耗掉的氧气量和二氧化碳的生成量可以计算出人体所释放的热能，此法称为间接测热法。测定时用气袋收集一定时间内受试者的全部呼出气体，分析呼出气体中的含氧量和二氧化碳的量，将呼出气体与吸入的空气对比，即可算出此段时间机体所消耗的氧气和二氧化碳的生成量。同一时间内二氧化碳的生成量与耗氧量之比，称为呼吸商。呼吸商不同，每消耗一升氧所产生的热量也不同。

（三）食物热能的简单计算

先计算摄入食物的总量，并根据食物成分表计算其中所含的热量，即可求出机体摄入食物的总热量。

具体方法是先查出所吃食物产热营养素的含量，再分别乘以各营养物质的生热系数，将热量加起来的总和，即该食物的热量。

五、能量的食物来源及其摄入量

（一）能量的食物来源

人体所需要热能的来源是食品中的三大基础营养素，它们在体内氧化都可以产生能量，其中碳水化合物是人体能量的主要来源，其次是脂肪，再次是蛋白质。在合理的膳食中，这三种营养素之间应该有一个适当的比例。根据我国人民的膳食习惯和要求，碳水化合物为总热能的55%～65%，脂肪为20%～30%，蛋白质为10%～15%。

（二）能量推荐摄入量

人体对热能的需要量是随着年龄、性别、生理特点、劳动强度的等级等因素的不同而有所不同，一般成年人的热能摄入量与消耗量保持平衡。在热能收支平衡时，成人体重维持相对稳定，能够维持健康和正常的劳动及各项活动。

如果人体每天吃进的食物所产生的热量不能满足机体的需要，或者人体长期处于饥饿状态，体内储存的糖逐渐被消耗，脂肪也被氧化供给热量，蛋白质也消耗一部分，就会表现出氮的负平衡，人体的各种生理功能就会受到严重影响，产生疾病。相反，成年人特别是40岁以上的成年人，如果摄入的食物中所含热量超过了需要量，则多余的营养素在体内就会转化为脂肪贮存起来，长期如此，就有可能出现肥胖症。

（三）衡量人体标准体重的方法

1. 人体标准体重计算公式

男性标准体重（kg）＝（身高cm－80）×70%

女性标准体重（kg）＝（身高cm－70）×60%

实际体重比标准体重重或轻10%以内者属于正常范围。

超过标准体重的10%为超重，超过20%为肥胖，低于20%属于消瘦。

2. 体质指数（Body Mass Index，BMI）

BMI＝体重（kg）/身高（m^2）

中国参考标准正常值区间：18.5≤BMI＜24。

热能过剩不但使人体态臃肿、动作迟缓、工作效率低，而且对健康不利。

场景回顾

回到项目二篇首场景，日本人之所以长寿，与其合理的饮食结构分不开。

日本人的饮食中，碳水化合物、脂肪和蛋白质三大营养素比例相对合理，尤其是脂肪的摄入量，相对于欧美人要少得多，饮食比较清淡。理想的营养平衡，是脂肪摄入量占总摄入量的25%左右，日本人的脂肪摄入量基本保持这一比例，而欧美人这一比例很多情况下高达40%以上。日本人饮食中的蛋白质大部分来自豆类和鱼类。由于日本是岛国，鱼类、水产品在日本人的餐桌上一直占有非常重要的地位，例如，刺身、寿司都是日本人日常食用的食物。

项目小结

人体的各种生理活动，如胃肠蠕动、神经传导、体液维持，以及工作、学习、运动所需要的能量，都来源于食物；身体的生长发育和组织更新所需要的原料，也是由食物供给的。食物是人类赖以生存的重要物质。食物中能够供给人体能量，维持机体正常生理功能和生长发育、生殖等生命活动的有效成分，称为营养素。营养素在人体内有三大功能：建造和维持人体的构成物质；产热和脂肪沉积的能量来源；对人体各种功能、生命过程起调节和控制作用。人体所需营养素主要有碳水化合物、脂肪（包括类脂质）、蛋白质、矿物质、维生素和水六大类。其中，碳水化合物、脂肪、蛋白质3种生热营养素为人体提供所需要的热能。

思考与练习题

一、单项选择题

1. 营养素在人体内的功能有（　　）。

A. 建造和维持人体的构成物质

B. 产热和脂肪沉积的能量来源

C. 对人体各种功能、生命过程起调节和控制作用

D. 以上各项都有

2. 蛋白质的基本组成单位是（　　）。

A. 氨基酸　　B. 单糖　　C. 脂肪酸　　D. 核黄素

3. 碳水化合物的食物主要来源，不包括（　　）。

A. 肉类　　B. 薯类　　C. 谷类　　D. 豆类

4. 以下不属于脂溶性维生素的有（　　）。

A. 维生素 A　　B. 维生素 D　　C. 维生素 E　　D. 维生素 C

5. 当维生素 C 摄入严重不足时，可引起（　　）。

A. 维生素 C 缺乏症　　B. 夜盲症　　C. 佝偻病　　D. 蛀牙

二、简答题

1. 什么是蛋白质的互补作用?
2. 脂肪的功能有哪些?
3. 如何评价食用油脂的营养价值?

项目三　各类食品的营养价值

任务导入

食品是人体获得所需热能和各种营养素的基本来源，是满足人类营养需要的物质基础。食品的种类繁多，不同的食品其营养价值也是不同的。

学习目标

- 掌握各类食品的营养特点和营养价值

任务场景

一项调查表明，日本女性罹患乳腺癌的比例是西方国家的20%～30%，日本男性罹患前列腺癌的比例也低于西方国家。在探求原因的过程中，专家发现有无豆类食品的摄入是东西方饮食差异最大的地方。大豆是蛋白质的主要来源之一，而西方饮食中几乎不含大豆及其制品。大豆是怎样起到预防癌症的作用的呢?

任务一　了解食品的分类及其营养价值

一、食品的类型

食品是人体获得所需热能和各种营养素的基本来源，是满足人类营养需要的物质基础。食品的种类繁多，可依其性质和来源、生产方式进行分类。

（一）根据食品的性质和来源分类

根据食品的性质和来源，食品可分成以下3类：

（1）动物性食品：如畜禽肉类、内脏、乳、蛋和水产食品等。

（2）植物性食品：如粮谷、油料、蔬菜、水果、薯类、坚果等。

（3）用以上两类天然食品为原料而制取的各种精纯食品和制品等，如糖、油、酒、罐头和各种制成品等。

（二）根据食品的生产方式分类

根据食品的生产方式食品可以分为以下5种：

1. 无公害食品

这是指在良好的生态环境中，通过应用无公害技术进行生产，有毒有害物质含量限制在安全允许范围之内，符合通用卫生标准，并经有关部门认定的安全食品。图3－1所示为无公害食品标志。

图3－1　无公害食品标志

图3－2　有机食品标志

2. 有机食品

这是根据有机农业生产、加工出来的，由经过授权的有机食品认证组织严格认证后颁给证书，供人们食用的一切食品。图3－2所示为有机食品标志。

3. 绿色食品

这是遵循可持续发展原则，按照特定生产方式生产，经中国绿色食品发展中心认定，许可使用绿色食品商标标志的无污染、安全、优质的营养类食品。绿色食品分为A级和AA级两个等级。图3－3所示为绿色食品标志。

A级绿色食品标志

AA级绿色食品标志

图3－3　绿色食品标志

4. 转基因食品

转基因食品（Genetically Modified Food，简称GM食品）即利用现代分子生物技术，将某些生物的基因转移到其他物种中去，改造生物的遗传物质，使其在性状、营养品质、消费品质等方面向人们所需要的目标转变，以转基因生物为直接食品或为原料加工生产的食品。它具有高产、生长期短、抗病虫害、便于储存运输、改善营养成分和品质以及祛毒等优点，故发展迅速。转基因作物主要有大豆、烟草、棉花、番茄、甜椒、玉米、水稻等。我国从20世纪80年代末开始研究开发转基因食品，近年来已取得突破性进展，如中国农业大学的耐贮转基因番茄，中国水稻研究所的转基因水稻，北京大学的抗病虫害番茄、甜椒等。据不完全统计，我国已有番茄、甜椒、抗虫棉等6个品种获准投入商业化生产。根据国际农业生物技术应用服务组织（ISAAA）2018年的统计数据显示，截至2018年，全球共有26个国家和地区种植转基因作物，种植面积达到1.917亿公顷，较2017年的1.898亿公顷增加190万公顷，约是1996年种植面积的113倍；另有44个国家和地区进口转基因农产品。

对于转基因食品的安全性，一直有许多争议。遗传基因污染，不可预测物种出现改变生态平衡，人类食物营养结构改变给人类生存和健康带来危害，这些都是转基因食品的明显缺陷和值得慎重考虑的问题。

目前国内市场上出售的转基因食品实行标志制度，更多的是为了尊重消费者的知情权，标注转基因不代表转基因食品不安全。美国在这方面采取的是自愿标注制度，即转基因食品可以不标注转基因，而欧盟采取的是强制性标志制度。我国已经制定了相关转基因食品的法规文件，国务院于2001年5月23日颁布了《农业转基因生物安全管理条例》（2017年10月修改部分条例），2002年农业部①施行《农业转基因生物进口安全管理办法》（2017年11月最新修订）、《农业转基因生物标识管理办法》（2017年11月最新修订）等法规，以规范转基因食品管理，维护我国食物安全。2014年10月，农业部向国家工商总局②发函，商请加强对涉及转基因广告的管理。10月9日，央视广告部门官方微信称禁止对非转基因广告使用“更健康、更安全”等误导性广告词，并将对涉及转基因、非转基因的产品广告加强审查。其中，在我国和全球均无转基因品种商业化种植的作物，如水稻、花生及其加工品的广告，禁止使用非转基因广告词；对已有转基因品种商业化种植的大豆、油菜等产品及其加工品广告，除按规定收取证明材料外，禁止使用非转基因效果的词语，

---

① 中华人民共和国农业部（经2018年3月国务院机构改革，将农业部的职责整合，组建中华人民共和国农业农村部）。本书此处使用的是2018年以前的资料。

② 中华人民共和国国家工商行政管理总局（经2018年3月国务院机构改革，将国家工商行政管理总局的职责整合，组建中华人民共和国国家市场监督管理总局）。本书此处使用的是2018年以前的资料。

如“更健康、更安全”等误导性广告词。

5. 保健食品

1996 年，我国卫生部发布了《保健食品管理办法》，为我国保健食品提出一个明确概念。1997 年，我国颁布实施的《保健（功能）食品通用标准》（GB16740—1997）进一步规范了保健（功能）食品的定义，该标准规定：

（1）保健（功能）食品具有一般食品的共性，应具有类属食品应有的基本形态、色泽、气味、滋味、质地。不得有令人厌恶的气味和滋味。

（2）保健（功能）食品应具有功能性。保健（功能）食品具有调节人体机能的功效，如调节免疫功能、延缓衰老功能、改善记忆功能、抗疲劳功能等。

（3）保健（功能）食品适于特定人群食用。

保健食品由于具有某项功能作用，因而只针对该项功能失调的人群才有保健作用，而该项功能良好的人食用这种保健食品不仅无效，甚至会产生不良作用。

图 3－4 所示为保健食品标志。

图 3－4　保健食品标志

如何看待和选择营养保健食品

（1）保健食品不是药品，不要相信“疗效”“速效”的字样。保健食品只是特殊的食品，虽然可以调节机体功能，但并不是以治疗疾病为目的。尤其是老年人，对于一些保健品虚假宣传中的“功效”非常看重，而且还有一些老年人经常将保健食品代替药品来服用，这种做法不可行，一定程度上会延误疾病的治疗。

（2）保健食品必须根据自己的身体状况来选择。如免疫力低下、失眠、单纯性肥胖者，可以选择相应的增强免疫力、改善睡眠、减肥类保健食品；绝经妇女、老年人等骨质疏松高危人群，可以选择增加骨密度的保健食品；“三高”（高血压、高血脂、高血糖）人群在服用药物、合理膳食、劳逸结合的同时，可以选用辅助降血压、降血脂和降血糖的保健食品。在选购保健食品时，不要盲目随着广告走，而应根据自己的健康状况有目的、有针对性地选择，每种保健食品只能适用于特定人群。对上门推销人员一定要提高警惕，不要轻易购买上门推销的产品。

（3）学会理性购买保健食品。人体健康是一个复杂的系统工程，营养素过多和不足都不合理，人体需求的绝大部分营养素能够从膳食中直接摄取。但一些与人体健康有很大关系的营养成分可能难以通过正常的膳食摄取，尤其是食量较小和偏食的老年人及慢性病患者，如不补充，可能会打乱人体代谢平衡，因而需要适时补充缺乏的部分。工作压力大时，人体常处于一种紧张状态，容易引起身体内部功能的失调，也可以适度选用保健品，选用时最好请专业人士指点。保健食品一般需要服用较长时间，才有可能对身体发挥保健作用。对有病的人来说，无论哪种保健食品都不能代替医生的治疗。

(4) 购买保健食品要认准蓝色草帽样标志和批准文号，一定要到正规的经销场所（如大型超市、卖场、连锁药房等）购买。

(5) 从科学角度讲，平时注意营养合理、平衡膳食、养成有规律的生活习惯、适时适量运动、保持开朗的性格，才是身体健康的根本保证。需要食用保健食品的特殊人群，只有掌握了保健品的基本知识，才能真正做到花钱买健康。

用保健食品中所含营养成分的生理功能来宣传其“保健价值”，是很多保健食品厂家的常用手段。人体需要多种常量和微量营养素，前者指蛋白质、脂肪和碳水化合物，后者指各种维生素矿物质等，缺乏任何一种成分都会影响身体机能的正常运转，甚至生病。如保健食品中含有某种营养成分，就有可能被“打扮”成对身体健康有“保健作用”，甚至能够“防治某种疾病”。实际上，用来购买某些保健食品的钱，我们完全可以用来购买更多的日常食品来解决这些营养摄入不足的问题。

（资料来源：《健康管理师：基础知识》，有删节）

二、食品的营养价值及其影响因素

食品的营养价值通常指食品中所含营养素的种类、数量、相互比例和释放热能满足人体需要并易被人体消化、吸收及利用的程度。

食品的营养价值是相对的，不同种类或同一产品的某种营养素都是不同的。另外，还应注意食品中天然存在的抗营养素或毒性物质，如生大豆中的抗胰蛋白酶，菠菜等蔬菜含有的大量草酸，高粱含有的单宁等。这些物质对食品的营养价值都有一定的影响，故应通过适当加工烹调使之破坏或消除。

食品的营养价值在很大程度上受贮存、加工和烹调的影响，如米、面过于精细将损失大量的 B 族维生素，精制的食盐将失去丰富的碘，水果罐头会流失大量的维生素 C 等。但使用科学合理的加工方法，常可改善和保持原来的营养价值。例如，大豆做成各种制品可明显提高蛋白质的消化率，面粉经过发酵可减少植酸对钙、铁、锌等无机类元素的不利影响。

综上所述，食品的营养价值主要取决于它的性质，即食品营养成分的天然组成及其在各种加工工艺处理下受到的影响。

任务二 了解动物性食品的营养价值

一、畜禽肉类的营养价值

（一）蛋白质

氨基酸在种类和比例上接近人体需要，易被消化吸收。畜禽肉蛋白质营养价值高，是利用率高的优良蛋白质。

存在于结缔组织中的间质蛋白，主要是胶原蛋白和弹性蛋白，由于必需氨基酸组成不平衡，如色氨酸、蛋氨酸质量分数很低，蛋白质的利用率低，因此属于不完全蛋白质。

此外，畜禽肉中含有一些含氮浸出物，包括肌凝蛋白原、肌肽、肌酸、肌酐、嘌呤碱、尿素和氨基酸等非蛋白含氮浸出物，它们有使肉汤具有鲜味的作用。

（二）脂肪

畜肉的脂肪质量分数因牲畜的肥瘦程度及部位不同有较大差异。育肥的畜肉脂肪含量可达30%以上，如瘦羊肉含脂肪18.9%，肥羊肉脂肪含量则可达35%～45.7%；瘦猪肉含脂肪23.3%，肥猪肉可达42.1%。

同一畜体肥肉的脂肪质量分数高，瘦肉和内脏脂肪质量分数较低。例如，猪肥肉脂肪质量分数达干重的90%，猪里脊含脂肪占干重的7.9%，猪前肘含脂肪31.5%，猪五花肉含脂肪35.3%，牛五花肉含脂肪5.4%，瘦牛肉含脂肪2.3%。

畜肉类脂肪以饱和脂肪酸为主，其主要成分是甘油三酯、少量卵磷脂、胆固醇和游离脂肪酸。

禽肉脂肪熔点低（33～40℃），易于消化吸收，含有20%的亚油酸，营养价值较畜类高。

（三）碳水化合物

畜禽肉中的碳水化合物质量分数极低，一般以游离或结合的形式广泛存在于动物组织或组织液，其主要形式为糖原，肌肉和肝脏是糖原的主要储存部位。

（四）矿物质

畜禽肉矿物质质量分数为0.8%～1.2%，瘦肉要比脂肪含有更多的矿物质。肉是磷、铁的良好来源，在畜禽的肝脏、肾脏、血液、红色肌肉中含有丰富的血色素型铁，生物利用率高，是膳食铁的良好来源。肉中的钙主要集中在骨骼，肌肉组织中钙质量分数较低，仅为7.9mg/100g。畜禽肉中的锌、硒、镁等微量元素比较丰富，其他微量元素的质量分数则与畜禽饲料中的质量分数有关。

（五）维生素

畜禽肉中维生素较多地集中在肝脏、肾脏等内脏，以B族维生素、维生素A的质量分数最高。相比而言，禽肉的维生素质量分数较畜肉高1~6倍，而且含有较多的维生素A、维生素E。

具有美容保健作用的动物性食品

一、肉皮、蹄筋类食物与美容保健的关系

胶原是人体中一种重要的蛋白质，它是构成人体毛发、肌肉、皮肤及内脏等各种组织器官的最基本物质。人的皮肤出现干燥、褶皱、缺乏弹性甚至萎缩等现象，与细胞的“脱水状态”有密切关系，而改善这种储水状态、促进水代谢的最佳营养物质就是胶原蛋白。人体骨骼主要由胶原蛋白和钙、磷等矿物质构成，还有肌腱和韧带也都是由胶原蛋白构成的。

猪、鸡、鸭肉皮或猪、牛蹄筋等对美容保健的作用有以下两点。

(1) 促进生长，强壮筋骨，使体形健美。特别是儿童和青少年，处于生长最快的时期，若胶原蛋白充足，则可保证骨骼生长迅速，肌腱韧带正常生长。

(2) 延缓衰老。胶原蛋白充足，能使皮肤代谢正常，防止真皮过早变薄，减少脱发和防止头发过早变白。

二、羊胎素可补充细胞活力，延缓衰老

随着年龄的增长，人体细胞活力与代谢率下降，超氧化物歧化酶活力降低，人体对外来环境抵抗力下降，变得易疲劳，外貌逐渐衰老。只有让人体细胞重新活跃起来，才能延缓衰老。在各种动物中，羊的细胞与人体最接近，最易被人体吸收，有明显的清除自由基和抗氧化作用。羊胎素集中了初生羊胎活性精华，有明显的抗衰老作用。

三、动物骨有健身健美作用

最近研究表明，骨骼的组织构造主要是由蛋白质及钙组成的网状结构，管内充满骨髓，其中含有丰富的营养物质，如蛋白质、脂质等，同肉的成分相似，但骨中的钙、磷等矿物质及对人体有益的微量元素的含量却是肉的数倍。

人体中最重要的组织之一是骨髓，红、白细胞就是在骨髓中形成的。头发和指甲

生长的速度放慢，身体和脸上出现老年斑，就是骨髓开始退化的表现。抑制衰老过程，可以用动物骨熬汤喝（熬汤时要把骨头打碎），有健身健美作用。

钙是人体不可缺少的重要物质（特别是儿童、青少年）。牙齿、肌肉、骨骼的生长发育离不开钙，钙对体形美起着重要作用。在补充钙质的食物中，动物骨最为理想。据研究，动物组织对于相同的组织细胞有较强的亲和力（组织专一性）。

四、“液态肉”——猪血的营养保健作用

通过对猪血多种营养成分进行分析，发现猪血含铁极为丰富，比猪肉高十多倍，而且是血色素型铁，可直接被机体吸收，生物利用率高，可预防缺铁性贫血，使皮肤红润。另外，猪血中的血浆蛋白经胃液分解后，能产生一种具有消毒、滑肠的物质，能清除从外界进入机体的有害物质。

五、“美容肉”——兔肉的营养保健作用

兔肉具有高蛋白、低脂肪的特点，含蛋白质21.5%，高于鸡、牛、羊肉，而脂肪含量仅为3.5%，低于其他肉类。其含胆固醇少，而卵磷脂含量又高于一般肉类。兔肉含有多种人体必需的微量元素和氨基酸。经常食用兔肉，既能增强体质，又不会使人发胖。

（资料来源：中国营养健康网，有删节）

二、水产品的营养价值

（一）鱼的营养价值

1. 蛋白质

鱼类肌肉蛋白质质量分数一般为15%~25%，鱼肉肌纤维细短，间质蛋白少，组织软而细嫩，较畜禽肉更易消化，而营养价值又与畜禽肉近似，属于完全蛋白质。

鱼类的外骨骼发达，鱼鳞、软骨中的结缔组织主要是胶原蛋白，是鱼汤冷却后形成凝胶的主要物质。

2. 脂肪

鱼类脂肪多由不饱和脂肪酸组成（占70%~80%），熔点低，常温下为液态，消化吸收率达95%。部分海水鱼（如沙丁鱼、金枪鱼、鲣鱼）含有的长链多为不饱和脂肪酸，如二十碳五烯酸（EPA）和二十二碳六烯酸（DHA），具有降低血脂和胆固醇质量分数，防治动脉粥样硬化的作用。

鱼类的胆固醇质量分数不高，一般为60~114mg/100g，但鱼子质量分数较高，一般为354~934mg/100g，鲳鱼子的胆固醇质量分数高达1070mg/100g。

3. **矿物质**

鱼类（尤其是海水鱼）矿物质质量分数较高，为1%~2%。其中，磷的质量分数最高，钙、钠、氯、钾、镁质量分数较高。鱼类钙的质量分数较畜禽肉高，为钙的良好来源。海水鱼类含碘也很丰富，可达500~1000μg/100g，而淡水鱼的碘质量分数只有50~400μg/100g。

4. **维生素**

鱼类是维生素 B_2 和烟酸的良好来源，如黄鳝含维生素 B_2 2.08mg/100g，河蟹0.28mg/100g、海蟹0.39mg/100g。海鱼的肝脏含丰富的维生素A和维生素D。少数生鱼肉中含有硫胺素酶，在存放或生吃时可破坏鱼肉中的硫胺素，加热烹调处理后硫胺素酶即被破坏。

鱼类还含有一定量的氨基乙磺酸，对胎儿和新生儿大脑和眼睛的正常发育、成人血压维持、降低胆固醇、防止视力衰退等有重要作用。

（二）两栖爬行类及低等动物类原料肉的营养价值

1. **虾蟹的营养价值**

虾蟹的蛋白质质量分数为15%~20%，与鱼肉相比，缬氨酸、赖氨酸质量分数相对较低，脂肪为1%~5%。虾蟹中钙、铁的质量分数较高，尤其是虾皮中钙的质量分数特别高，可达自身体重的2%。

2. **两栖爬行类动物原料肉的营养价值**

两栖爬行类动物原料肉的肌肉蛋白质占12%~20%，龟、鳖胶原蛋白比例较大，胶质丰富，由于缺乏色氨酸，大多为不完全蛋白质，其余品种蛋白质质量分数较高。本类原料脂肪组织不明显，如100g田鸡的脂肪仅有0.3g，甲鱼脂肪较高，也只有1.1g。两栖爬行类动物肉有较丰富的钙、磷、铁、B族维生素，尤其是烟酸，质量分数较高。

3. **软体动物的营养价值**

营养成分类似鱼类，蛋白质含量为10%~20%，脂肪含量为1%~5%。贝类以糖原代替脂肪而成为储存物质，因而碳水化合物质量分数可达5%以上，个别甚至高达10%。贝类蛋白质的精氨酸比其他水产品高，而蛋氨酸、苯丙氨酸、组氨酸质量分数比鱼类低。软体动物的肉含有较多的甜菜碱、琥珀酸，形成肌肉的甜味和鲜味。贝类矿物质含量为1.0%~1.5%，其中钙和铁质量分数高。海产软体动物的碘质量分数较高，微量元素质量分数类似肉类。需要注意的是，牡蛎中锌的质量分数很高，每100g含锌高达128mg，是人类所需锌的良好来源。软体动物的维生素以维生素A、维生素 B_{12} 较丰富。

干制的墨鱼、鱿鱼蛋白质可达65%，干贝蛋白质可达63.7%，脂肪达3.0%，碳水化合物为15%左右。

（三）其他水产品原料的营养价值

1. 海参

海参的主要营养成分中，蛋白质为21.45%，脂肪为0.27%，碳水化合物为1.31%，矿物质为1.13%，钙、磷、铁等无机盐质量分数也很高。其中，蛋白质中赖氨酸质量分数较高，为完全蛋白质，但与鸡蛋、牛奶相比，其蛋白质的吸收率较低。

2. 燕窝

燕窝含蛋白质49.85%，脂肪0，碳水化合物30.55%，矿物质6.19%，其中，钙为0.429%，磷为0.03%，铁为0.005%。燕窝主要供给碳水化合物和蛋白质，其蛋白质为不完全蛋白质，质量分数虽高，但生物效价低。将燕窝视为营养价值很高的补品不太合适。

三、乳蛋类的营养价值

（一）鲜乳的营养价值

初乳是母畜产仔一周内所产的乳汁，蛋白质质量分数较高，色黄而浓厚，有特殊气味，食用价值不高。

常乳是母畜产仔一周至断乳前所产乳汁，其成分稳定，是人们饮用以及加工乳制品的主要原料。其奶味温和，稍有甜味，具有由低分子化合物如丙酮、乙醛、二甲硫、短链脂肪酸和内酯所形成的特有的香味。

末乳为断乳前几周所产乳汁，味苦咸，并带有脂肪氧化气味，不适于食用。

牛奶含有83%的水和17%的总固形物，由脂肪、蛋白质、乳糖、矿物质、维生素等组成。牛奶是提供优质蛋白质、维生素A、核黄素和钙的良好食物来源。

1. 蛋白质

牛奶中蛋白质质量分数平均为3%，主要由79.6%的酪蛋白、11.5%的乳清（白）蛋白和3.3%的乳球蛋白组成，另有少量的其他蛋白质，如免疫球蛋白和酶等。

2. 脂肪

牛奶中乳类脂肪质量分数为3%~4%，以微粒状的脂肪球分散在乳液中，吸收率高达97%。水溶性挥发性脂肪酸（如丁酸、己酸、辛酸）质量分数较高，约为9%，是乳脂肪具有良好风味及易于消化的原因。此外，乳汁中还有少量的卵磷脂、胆固醇。

3. 碳水化合物

乳类的碳水化合物主要为乳糖，牛奶乳糖质量分数为2%。

一些有色人种先天缺乏乳糖酶，或由于长期不食用乳类而导致乳糖酶消失，当食用乳及乳制品时就不能分解乳糖，乳糖在肠道内被肠道微生物分解发酵，会产生胀气、腹泻等症状，称为乳糖不耐受症。

4. 矿物质

牛奶中矿物质质量分数为0.7%～0.75%，富含钙、磷、钾、铁、镁等常量元素及铜、锌、锰等微量元素。100ml牛奶中含钙110mg，为人乳的3倍，且吸收率高，是钙的良好来源。牛奶含磷约为人乳的6倍。

5. 维生素

牛奶中含有人体所需的多种维生素，其质量分数与乳牛饲养方式、季节、牛奶加工方式等有关。

（二）乳制品的营养价值

1. 消毒鲜奶

消毒鲜奶采用巴氏消毒（63℃，30min）或高温瞬时灭菌（120～140℃，1～2s），由于温度不高或在高温下时间极短，牛奶中除部分B族维生素和维生素C损失外，其营养价值与新鲜生牛奶差别不大，市售消毒牛奶常强化维生素A、维生素D和维生素B_1等营养素。

2. 奶粉

根据加工处理工艺不同，可将奶粉分为全脂奶粉、脱脂奶粉、调制奶粉等。

（1）全脂奶粉。鲜奶消毒后，经浓缩除去70%～80%的水分，采用喷雾干燥法，将浓缩奶喷射形成雾状微粒，在热风下脱水干燥而成，其含水量仅2%～3%。奶粉溶解性好，色香味及其他营养成分与鲜奶相比变化不大。

（2）脱脂奶粉。由原料奶脱去绝大部分的脂肪再经浓缩、喷雾干燥而成。奶粉中脂肪质量分数在1.3%左右，脂溶性维生素随着脂肪脱除而发生损失。此种奶粉适合于腹泻婴儿及要求低脂肪、低热量膳食的人群。

（3）调制奶粉。又称母乳化奶粉，该奶粉是以牛奶为基础，按照母乳构成的模式和特点经过调制而成，各种营养成分的质量分数、种类和比例接近母乳。常改变牛奶中酪蛋白的质量分数和酪蛋白与乳清蛋白的比例，补充乳糖的不足，以适当比例强化维生素A、维生素D、维生素B_1、维生素B_2、维生素C、叶酸和微量元素等，经过调制，牛奶蛋白质的消化率提高，更益于婴幼儿吸收。

3. 酸奶

以新鲜奶、脱脂奶、全脂奶粉、脱脂奶粉或炼乳等为原料接种纯种的乳酸菌种，经过乳酸菌发酵，牛奶中的乳糖变成乳酸，另有20%左右的乳糖发生异构。乳糖不耐受症患者不会由于喝酸奶而产生胃肠不适。酪蛋白等在乳酸作用下凝固，产生细小均匀的乳状凝块，易于消化吸收。酸奶脂肪不同程度的水解，形成独特的风味，备受食用者的喜爱。经过发酵，牛奶中原为结合型的 B 族维生素转化为游离型，提高了吸收率。

喝酸奶更有利于身体健康

酸奶有利于人类健康和长寿的原因可能有：

（1）酸奶可增强人体免疫功能。

（2）降低血清胆固醇的水平。有实验证明，甚至在不用任何药物的情况下，每餐饮用约 240g 酸奶，一周后可见胆固醇降低现象。

（3）常饮用酸奶能促进肠道运动，缩短食物在体内的转运时间，软化酵解结肠内容物，增加粪便排泄量，预防便秘，有益于预防结肠癌。

（资料来源：中国营养健康网，有删节）

4. 炼乳

（1）甜炼乳。牛奶经巴氏消毒和均质后，加入约 16% 的蔗糖，经减压浓缩到原体积 40% 的一种乳制品。由于浓缩，炼乳中蛋白质、脂肪质量分数均相应提高，成品中蔗糖质量分数达 40% ~ 55%。可以直接作为蘸料与其他原料拌和食用，也可在食用前加入 3 倍水稀释饮用。

（2）淡炼乳。淡炼乳又称无糖炼乳，将牛奶经巴氏消毒和均质处理后，浓缩到原体积 1/3 后装罐密封，经加热灭菌制成具有保存性的乳制品。淡炼乳经高温灭菌后，维生素 B_1 受到损失，其他营养价值与鲜奶几乎相同，高温处理后形成的软凝乳块经均质处理脂肪球微细化，有利于消化吸收，所以淡炼乳稀释后适于喂养婴儿。

5. 奶油

奶油是由牛奶中分离的脂肪制成的产品，天然奶油依含水量可分为鲜奶油和脱水奶油。将牛乳用油脂分离器或静置等方法分离出含脂肪成分较多的部分，即鲜奶油。将收集的鲜奶油经发酵（或不发酵）、搅拌、凝集、压制，即成黄色半固体状的脱水奶油，又称黄油。黄油含有 80% ~ 82% 的脂肪、15% ~ 18% 的水和 2% ~ 5% 的非脂乳固体，鲜奶油含脂肪量一般在 18% 以上，其余部分为水和少量乳糖、蛋白质、维生素、矿物质与色素等。

6. 奶酪

奶酪是脱脂后的乳清经凝乳酶凝固并脱去部分水分、发酵并加入各种调味品而成的，可用于佐餐和调味。奶酪中的蛋白质和维生素 B_1、无机盐的质量分数较高。

（三）蛋及蛋制品的营养价值

1. 蛋的营养价值

蛋由蛋壳、蛋清、蛋黄三部分组成。以鸡蛋为例，每只鸡蛋平均重约 50g，其中，蛋清占全蛋重的 55%～60%，蛋黄占全蛋重的 30%～35%。

蛋清中蛋白质由卵白蛋白、卵胶粘蛋白、卵球蛋白等蛋白质组成。蛋黄中蛋白质主要是卵黄磷蛋白和卵黄球蛋白。蛋黄中蛋白质质量分数高于蛋清。蛋黄的营养成分最齐全。

2. 蛋制品的营养价值

蛋制品主要有皮蛋、咸蛋、糟蛋等，这些产品具有独特的风味，在烹饪中常用。蛋制品的营养价值与鲜蛋相似，经过加工，部分蛋白质降解为更易被人体吸收的氨基酸，消化吸收率提高，但 B 族维生素损失较大。糟蛋在制作时加入了酒糟、醋，可使蛋壳中钙的溶解度增加，其钙的质量分数较鲜蛋高 40 倍。

任务三　了解植物性食品的营养价值

一、谷类的结构和营养素分布及其营养价值

（一）谷类的结构和营养素分布

各种谷类种子形态大小不一，但其结构基本相似，除荞麦外，都是由谷皮、糊粉层、胚乳、胚芽 4 个主要部分组成，如图 3－5 所示。

1. 谷皮

谷皮为谷粒的外壳，由多层坚实的角质化细胞构成，对胚芽和胚乳起保护作用。主要成分为纤维素、半纤维素，食用价值不高，常因影响谷物的食味和口感而在加工时被去除。

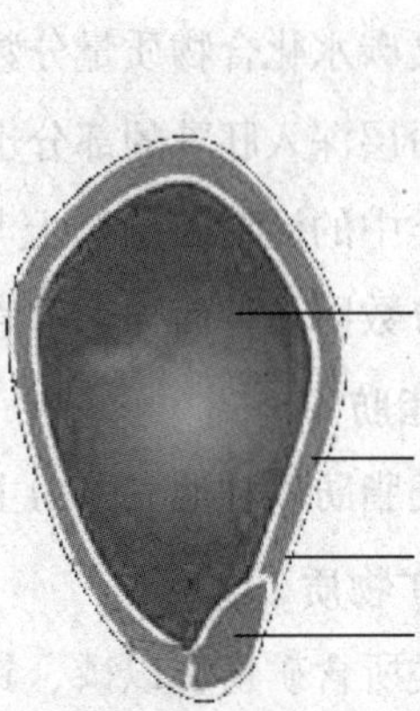

图 3－5　谷类的结构

2. 糊粉层

糊粉层位于谷皮与胚乳之间，除含有较多的纤维素外，还含有较多的磷和丰富的 B 族维生素及无机盐，有重要的营养价值。另外，糊粉层还含有一定量的蛋白质和脂肪。但在碾磨加工时，糊粉层易与谷皮同时脱落而

混入糠麸。

3. **胚乳**

胚乳位于谷粒的中部，占谷粒重量的83%～87%，是谷粒的主要部分。胚乳由许多淀粉细胞构成，含大量淀粉和一定量的蛋白质。越靠近胚乳周边部位，蛋白质质量分数越高，越靠近胚乳中心部位，蛋白质质量分数越低。

4. **胚芽**

胚芽位于谷粒的下端，约占谷粒重量的2%～3%，富含脂肪、蛋白质、无机盐、B族维生素和维生素E。胚芽质地比较软而有韧性，不易粉碎，但在加工时因易与胚乳分离而损失。

（二）谷类的营养价值

1. **蛋白质**

谷类蛋白质质量分数为7%～12%，主要由谷蛋白、白蛋白、醇溶蛋白和球蛋白组成。不同谷类各种蛋白质所占的比例不同。

大多数谷类蛋白质的必需氨基酸组成不平衡。一般而言，谷类蛋白质的谷氨酸、脯氨酸、亮氨酸质量分数高，赖氨酸质量分数低，苏氨酸、色氨酸、苯丙氨酸、蛋氨酸质量分数偏低。

谷类蛋白质的生理价值分别为大米77、小麦67、大麦64、玉米60、小米57、高粱56，其蛋白质营养价值低于动物性食物。但由于谷类食物在膳食中所占比例较大，故其也是膳食蛋白质的重要来源。

为提高谷类蛋白质的营养价值，常采用氨基酸强化和蛋白质互补的方法，可明显提高其蛋白质生理价值。

2. **碳水化合物**

谷类碳水化合物质量分数大约为70%，其中90%为淀粉，集中在胚乳的淀粉细胞内，糊粉层深入胚乳的部分也有少量淀粉。

谷类中的淀粉因结构上与葡萄糖分子的聚合方式不同，可分为直链和支链淀粉，其质量分数因品种而异，可直接影响食用风味。

3. **脂肪**

谷类脂肪以甘油三酯为主，还有少量的植物固醇和卵磷脂。

4. **矿物质**

谷类所含矿物质以磷、钙为主，此外，铜、镁、钼、锌等微量元素的质量分数也较高，谷类食物含铁较少，仅含1.5～3mg/100g。

5. 维生素

谷类是膳食中 B 族维生素的重要来源。谷类原料中的维生素 A、维生素 D、维生素 C 的质量分数很低或几乎不含。

（三）加工贮存对谷类营养价值的影响

1. 加工对谷类营养价值的影响

加工精度与谷类营养素的保留程度有着密切关系，加工精度越高，营养素损失越大，维生素尤以 B 族维生素改变最为显著，无机盐及含赖氨酸比较高的蛋白质损失较大。

如果谷类加工粗糙、出粉（米）率高，虽然营养素损失减少，但口感和食用味道差。同时，由于植酸和纤维素质量分数较高，还将影响其他营养素的吸收，如植酸与钙、铁、锌等整合成植酸盐，不能被机体利用，对谷类含有的各类营养素的消化吸收率相应降低，还可能影响其他同时摄入的食物中的营养素的吸收。

2. 贮存对谷类营养价值的影响

谷类的贮存一般选择避光、通风、干燥和阴凉的环境。在正常的贮藏条件下，谷类种子由于水分质量分数低，生命活动进行得十分缓慢，各种营养成分基本不发生变化。

米与面的营养价值对比

小麦和水稻是世界上两大主粮，米和面哪种营养更好，在许多地方都有争论。

营养学家的研究结果显示，小麦中含有较多的维生素 B_1，以面为主食的人不容易患脚气病；大米中维生素 B_1 的含量只有小麦的一半左右，如果副食吃得少，容易导致维生素 B_1 缺乏。

在消化程度方面，大米和面食没有什么差别，都是容易消化的食品。但是，如果按重量来说，米饭含水量比馒头、烙饼等面食高，因而单位重量的热能比较低。

在蛋白质方面，虽然面的蛋白质数量比米高些，但是其中蛋白质的质量却比米低。面中含有40%的“醇溶蛋白”，其中严重缺乏赖氨酸；米中“醇溶蛋白”含量低于20%，米蛋白的生物价值在常见谷类中较高。也就是说，在蛋白质利用率方面，米和面旗鼓相当。

在维生素方面，以前生活水平低、副食很少，吃米确实容易患营养缺乏症。可如今各种鸡、鱼、肉、蛋供应极为丰富，维生素 B_1 不再成为主要问题，面食的优势也就难以体现了。当然，在我国的许多贫困地区，生活还没有达到富裕水平，除了主食之外，其他食品比较少，在这个时候，面与米相比仍然具有一定优势，有助于预防多种营养缺乏症。

总的来说，米和面的优劣难以绝对地下结论，具体的营养价值与品种、产地、加工的精度、烹调的方法有很大的关系。吃米的人没有必要为了“面的营养好”而拒绝大米，改吃面食；吃面的人也没有必要为了米的赖氨酸含量高（也只是相对的）而拒绝吃面。人们应该饮食多样化，不论是米、面、粗粮，都应当经常调换，并做好烹调，把主食与其他食品合理搭配，这样就能够获得充足的营养素了。

（资料来源：百度知道，作者选编）

二、豆类及其制品的营养价值

（一）豆类的营养价值

豆类按食用部分的主要营养成分可分为两大类：一类含高蛋白质（35%~40%）、较少碳水化合物（35%~40%）、中等脂肪（15%~20%），如大豆（黄豆、黑豆和青豆）、花生、四棱豆等；另一类含高碳水化合物（55%~70%）、中等蛋白质（20%~30%）、少量脂肪（5%以下），如豌豆、蚕豆、绿豆、赤小豆、芸豆等。

豆类是我国人民膳食中优质蛋白质的重要来源。

1. 大豆的营养价值

大豆含有35%~40%的蛋白质，是谷类的3~5倍，为植物性食品中含蛋白质最多的食品，黑大豆的蛋白质甚至高达50%。大豆的蛋白质为优质蛋白，其氨基酸组成接近人体需要，八种人体必需氨基酸的组成与比例也符合人体理想蛋白质氨基酸组成模式，除蛋氨酸质量分数略低外，其余均与动物性蛋白质相似。

大豆含脂肪15%~20%，其中不饱和脂肪酸占85%，且以亚油酸最多，高达55%左右。此外，大豆脂肪中还含有1.64%的大豆磷脂和抗氧化能力较强的维生素E。

大豆中含碳水化合物35%~40%，其中一半是可供人体利用的，以五碳糖和糊精比例较大，淀粉含量较少，另一半是人体不能消化吸收的棉籽糖和水苏糖，存在于大豆细胞壁，在肠道细菌作用下发酵产生二氧化碳和氨，可引起腹胀。

此外，大豆还含有丰富的钙、磷、铁，但由于大豆中膳食纤维等抗营养因子的影响，钙和铁的消化吸收率不高。大豆中的硫胺素、核黄素、烟酸等B族维生素质量分数较谷类高，并含有一定量的胡萝卜素和维生素E。

2. 其他豆类的营养价值

（1）豌豆。豌豆中蛋白质质量分数为20%~25%，以球蛋白为主，氨基酸组成中色氨酸的质量分数较高，蛋氨酸含量相对较低。脂肪质量分数仅为1%左右，碳水化合物为50%~60%，幼嫩的青豌豆籽粒中含有一定量的蔗糖，因而带有甜味。豌豆中的B族维生素较为丰富，幼嫩籽粒还含有少量维生素C。钙、铁在豌豆中较多，但消化吸收率不高。

（2）赤小豆。赤小豆中蛋白质质量分数为19%~23%，胱氨酸和蛋氨酸为限制性氨基酸。脂肪为0.5%~2%，碳水化合物的质量分数为55%~60%，大约一半为淀粉，其他成分类似豌豆。

（3）绿豆。营养成分类似豌豆，蛋白质质量分数为18%~23%，所含碳水化合物中有淀粉、纤维素、糊精。

（二）豆制品的营养价值

豆制品包括非发酵性的大豆制品（如豆浆、豆腐、豆腐干、腐竹等）、发酵性大豆制品（如腐乳、豆豉、臭豆腐等）。淀粉质量分数较高的豆类可用来制作粉丝、粉皮等。

1. 豆腐

豆腐由于在加工时大豆经过浸泡、磨浆、过滤、煮浆等工序，去除了大量的粗纤维和植酸，蛋白质受热变性，胰蛋白酶抑制剂被破坏，营养素的利用率有所提高。

2. 豆腐干

豆腐干经压榨成形，水分大量排出，含水量只有65%~78%，各种营养成分由此而浓缩。千张的水分质量分数更低，蛋白质的质量分数可达到15%~35%。

3. 豆浆

豆浆是中国人常喝的饮品。萃取了大豆中可溶性蛋白质，其营养成分接近牛奶，但是比牛奶中的脂肪质量分数低，且不饱和脂肪酸比例大。

4. 粉条、粉皮、凉粉

粉条、粉皮、凉粉是以富含淀粉的豆类加工制成的。由于制作时大部分蛋白质以“酸水”的形式被去除，故其成分主要为碳水化合物。例如，粉条碳水化合物质量分数在90%以上，其他成分甚微；凉粉含水95%，碳水化合物质量分数为4.5%左右，其他成分很少。

5. 豆芽

大豆和绿豆发制成豆芽，除含原有营养成分外，还可产生抗坏血酸，当新鲜蔬菜缺乏时，豆芽是抗坏血酸的良好来源。大豆芽中含天门冬氨酸较多，常用来吊汤增鲜。

日本的长寿之王——纳豆

纳豆，源于中国（即老百姓平时做的“酱豆”），传入日本后，日本人根据其风土发展成为纳豆。纳豆经纳豆菌发酵而成，是盛行于日本的一种保健食品。研究表明，纳豆营养价值如下：

（1）防止骨质疏松症。纳豆菌含有相当高的维生素 K_2，可生成骨蛋白质，再与钙共同生成骨质，增加骨密度，防止骨折。

（2）溶栓作用。纳豆中含有大量能溶解血栓的纳豆激酶，这是一种溶纤维蛋白酶，可预防血栓类疾病的发生。经常食用纳豆可周期性增加血浆中溶纤活性，有效预防心脑血管栓塞。痔也是血栓的一种，纳豆对其也有作用。

（3）预防高血压。纳豆中含有的酵素，食用后可排除体内部分胆固醇、分解体内酸化型脂质，使异常血压恢复正常。

（4）抑制癌细胞的生长。纳豆中含有染木素、胰蛋白酶抑制剂，是抗癌的主要成分。资料表明，纳豆的防癌抗癌功效已在动物实验中得到证实。纳豆中还含有抗氧化剂成分，可通过降低低密度脂蛋白胆固醇水平，有效减慢动脉粥样硬化进程。

（5）抗氧化、延缓衰老。纳豆的粗提物中含有丰富的卵磷脂、不饱和脂肪酸、维生素 E 等抗氧化成分，可有效降低血脂、胆固醇及清除脑组织细胞中过氧化质色素，调节皮肤细胞和皮肤表面水和脂肪的平衡，促进血液循环，改善皮肤弹性，令皮肤光洁柔软，达到延缓衰老之功效。

（6）防治肥胖症。纳豆中的黏液素具有很好的减肥效果。黏液素是由谷氨酸多肽以特别的结构组成的，它与膳食纤维具有相似的作用，在人体肠道内不被吸收，吸水率比膳食纤维还高，与膳食纤维一起膨胀，使人体得到饱腹感，减少人体对脂肪的吸收。另外，纳豆中的维生素 B_2 支持体内脂肪燃烧，防止脂肪在体内堆积，达到减肥之效。

同时，纳豆对引起大规模食物中毒的“罪魁祸首”——病原性大肠杆菌 O157∶H7 的发育具有很强的抑制作用。

（资料来源：中国营养健康网，有删节）

三、日常生活中的杂粮及其营养价值

（一）薯类

1. 马铃薯

每 100g 马铃薯块茎含水分 75 ~ 82g、淀粉 17.5g、糖 1.0g、粗蛋白 2.0g。马铃薯还含有丰富的维生素 C、B 族维生素和胡萝卜素等，铁、磷等矿物质质量分数也较高。虽然蛋白质的质量分数低，但其中赖氨酸和色氨酸质量分数较高，消化吸收率较高，营养价值较高。马铃薯淀粉质量分数远高于一般蔬菜，每 100g 可产热量 334.4 ~

376.2kJ，具有主食原料的特点。

2. **红薯**

每100g鲜红薯含水分73～82g，碳水化合物质量分数高于马铃薯，为15.2～29.5g，蛋白质质量分数较马铃薯低，为0.8～1.8g，但含有丰富的β－胡萝卜素和维生素C，以及少量的B族维生素和矿物质。

3. **山药**

每100g山药块茎含水分76.7～82.6g、碳水化合物14.4～19.9g、蛋白质1.5～1.9g。干制山药对慢性肠炎、糖尿病等有辅助疗效。

（二）其他

1. **玉米**

玉米的蛋白质质量分数为8%～9%，由于蛋白质缺乏赖氨酸和色氨酸，生物效价仅为60，故蛋白质营养价值较低。玉米所含的烟酸为结合型，不能被人体吸收，常导致以玉米为主食的地区易发生癞皮病。黄色玉米中含有一定量的胡萝卜素，而新鲜玉米还含有少量维生素C。

玉米胚脂肪质量分数较高，不饱和脂肪酸质量分数达85%，其中亚油酸高达47.8%，对降低胆固醇有一定疗效。玉米胚芽油中含有丰富的维生素E，有抗脂肪氧化、抗衰老作用。

2. **高粱**

高粱的蛋白质质量分数为9.5%～12%，亮氨酸质量分数较高，而赖氨酸、色氨酸质量分数较低，生物效价仅为56。由于高粱含有一定量的鞣质和色素，煮熟后常显红色，带有明显的有涩味，妨碍消化，使蛋白质的消化率更低。高粱米含脂肪和铁比大米高。

3. **荞麦**

荞麦又称三角麦，其蛋白质中赖氨酸的质量分数约比小麦和大米高两倍，营养价值高。另，在荞麦中含有较丰富的亚油酸、芦丁等，可防治高血压和心血管疾病，对于降低血糖也有一定作用。

表3－1所示为常见五谷杂粮特点及功效。

表3－1　常见五谷杂粮特点及功效

品名	特点	功效
小麦	性凉，味甘	具有养心安神、益肾、健胃厚肠、除热止渴、敛汗、止痢等功效。主治糖尿病、神志不安、虚烦不眠、心悸怔忡、脾虚泄泻等症

续 表

品名	特点	功效
燕麦	性温，味甘	具有益肝和脾、滑肠催产的功效。主治病后体虚糖尿病、纳呆、便秘、难产等症。此外，还有止汗、止血的功效，或治虚汗、盗汗、出血等症。由于其滑肠、催产，故孕妇禁食
荞麦	性凉，味甘	具有清热利湿、开胃宽肠、下气消积等功效。主治头风疼痛、胃肠积滞、白浊带下等症；外用可清热解毒。由于荞麦中含有红色荧光素（花中尤多），部分人食用后可产生光敏感症，如耳、鼻等处发炎肿胀，如眼结膜炎、咽炎、喉炎、支气管炎等，应当引起注意。因其性寒，食之能动寒气、发痼疾，皮肤过敏及脾胃虚寒者禁食
小米	性凉、味甘、咸	具有清虚热、补虚损、健脾胃等功效。主治病后、产后体虚、脾胃虚弱、不思饮食、呕吐泄泻、小儿消化不良、口干烦渴等症；还有滋阴液、养肾气的功效，可治消渴口干、腰膝酸软，利小便；外用还可治赤丹及烫、火灼伤等。小米为碱性食物
玉米	性平，味甘	具有调中开胃、通便利水，降糖、降血脂等功效。主治胃纳不佳、慢性肾炎水肿、尿路结石、腹水尿少、糖尿病、高脂血症、浮肿、黄疸等症
大豆	性平、味甘	具有补虚清热、利便、除湿、健脾等功效。主治面黄体弱、胃中积热、水肿、小便不利、风湿痹痛、习惯性便秘等症。黄豆有“宽中下气、利大便、消肿毒”的功效，常服可防治高血压、动脉硬化、糖尿病等症
黑豆	性平、味甘	具有补肾滋阴、补血活血、除湿利水、祛风解毒等功效。主治肾虚消渴、不孕不育、耳聋、盗汗自汗、产后诸疾、中风脚弱、血虚目暗、下血、水肿胀满、脚气、黄疸浮肿等症，还可治风痹、骨痛
薏米	性凉、味甘、淡	具有清热排脓、利水渗湿、健脾止泻等功效。主治水肿、脚气、风湿痹痛、脾虚泄泻、小便短赤、筋脉挛急、肺脓肿、肠痈、阑尾炎、热淋、石淋消渴等症
绿豆	性寒、味甘	具有清热解毒、消暑利尿等功效。主治热痱疮痈、各种水肿、水火烫伤、乳痈、消渴、痄腮、暑热烦渴，降血脂及各种中毒等症，并有抗过敏功效，可治荨麻疹等变态反应性疾病
豌豆	性平，味甘	具有和中下气、解毒利水等功效。主治小便不畅、下腹胀满、产后乳汁不下、糖尿病、脚气、痈肿等症
豇豆	性平、味甘	具有健脾补肾功效。主治积食、腹胀、小儿消化不良、嗳气、糖尿病、带下等症，外用可消肿解毒
扁豆	性平，味甘	具有祛暑、化湿、健脾和中等功效。主治暑湿杂症、脾虚泄泻、赤白带下、小儿疳积等症
豆腐	性凉、味甘	具有宽中和胃、生津润燥、清热解毒等功效。主治目赤、消渴、便秘、咽痛、肺热痰多、胃火口臭等症，并解硫、碘、酒精中毒

四、常见水果和蔬菜的营养价值

（一）新鲜水果和蔬菜的营养价值

1. 碳水化合物

蔬菜和水果所含碳水化合物包括糖、淀粉、纤维素和果胶。

2. 维生素

新鲜蔬菜水果是维生素C、胡萝卜素、核黄素和叶酸的重要来源，但是维生素A、维生素D在蔬菜中的质量分数低。

3. 矿物质

新鲜蔬菜水果中含钙、磷、铁、钾、钠、镁、铜等矿物质较为丰富，是膳食中无机盐的主要来源，对维持体内酸碱平衡起重要作用。绿叶蔬菜一般每100g含钙在100mg以上，如菠菜、雪里蕻、油菜、苋菜等。新鲜水果也是钙、磷、铁等矿物质的良好来源，其中钾元素的质量分数特别高。

4. 其他生理活性物质

新鲜蔬菜水果中还含有一些酶类、杀菌物质和具有特殊功能的生理活性成分。

十大抗癌水果

一、猕猴桃

猕猴桃含有丰富的维生素，尤其是维生素C的含量是橘子的4~12倍，是苹果的30倍、葡萄的60倍。近年的研究证实，猕猴桃中含有一种具有阻断人体内致癌的“亚硝胺”生成的活性物质，因而具有良好的抗癌作用。

二、山楂

山楂能活血化瘀、化滞消积、开胃消食，同时还含有丰富的维生素C。中医认为，癌瘤为实性肿块，往往具有气滞血瘀征象，由于山楂能活血化瘀，又能抑制癌细胞的生长，所以适宜多种癌瘤患者的辅助治疗。尤其是消化道和妇女生殖系统恶性肿瘤患者，兼有食欲不振时，更为适宜。

三、杏

杏适宜多种癌症患者食用。据研究，杏是维生素B_{17}含量最丰富的果品，而维生素B_{17}是极为有效的抗癌物质，对癌细胞具有杀灭作用。

四、梨

梨能生津、润燥、清热、化痰。古代医家多用之于食道癌、贲门癌和胃癌的治疗。

由于梨所含的胡萝卜素、维生素 B_2、维生素 C 等都具有一定的防癌抗癌作用，所以梨还适宜鼻咽癌、喉癌、肺癌患者服食。

五、橘子

凡芳香科柑橘属的一类水果，诸如柑子、橘子、柚子、橙、柠檬、金橘等，都含有丰富的维生素 C。维生素 C 是一道防癌的屏障，可以阻止强致癌物亚硝胺的形成，尤其适宜食道癌、胃癌、肺癌、喉癌患者食用。

六、大枣

大枣能补脾胃、益气血，还含有丰富的维生素 B、维生素 C、维生素 P 及胡萝卜素等，尤其是维生素 C、维生素 P 的含量特别多，均居百果之冠。国外学者分析出大枣中含有一组三萜类化合物，为抗癌的有效成分；也有研究认为，大枣中含有丰富的环磷酸腺苷，具有抗癌作用。所以，大枣是一种抗癌果品。在民间，不少肿瘤患者手术、放疗或化疗后，常食大枣粥，或用黄芪煨大枣（每日用大枣 10 颗、生黄芪 30 克，共煨煮），这对提高免疫功能，增强体质，预防肿瘤的复发、转移均有裨益。

七、香蕉

香蕉性寒、味甘，能清热、通便，对大肠癌患者尤为适宜。据现代医学研究，香蕉含有丰富的微量元素镁，而镁有预防癌症的作用。中国医学科学院肿瘤研究所发现，香蕉的提取液对 3 种致癌物——黄曲霉素、4－硝基喹啉－N－氧化物、苯丙（a）芘，都有明显的抑制作用。

八、草莓

草莓适宜鼻咽癌、扁桃体癌、喉癌、肺癌患者以及这些癌症患者在放疗期间食用，可以收到生津止渴、润肺止咳、利咽润喉的效果，对缓解放疗反应、减轻病症、帮助康复也有益处。据报道，美国俄亥俄医学院病理学家加里·斯托纳和农业研究所植物遗传学家约翰·马斯在研究中发现，草莓能保护人体组织不受致癌物的伤害，从而对防治癌症有利。

九、无花果

无花果能消肿解毒，适宜大肠癌、食道癌、膀胱癌、胃癌、肺癌、肝癌、乳腺癌、白血病、淋巴肉瘤等多种癌症患者食用，是一种广谱抗癌果品。据现代药理研究表明，无花果的确有良好的抗癌功效。据报道，干果的水提取物有抗艾氏肉瘤的作用。从未成熟的果实中所得到的乳汁能抑制大鼠移植性肉瘤、小鼠自发性乳癌，致使肿瘤坏死；又能延缓移植性腺癌、骨髓性白血病、淋巴肉瘤之发展，使其退化。

十、苹果

现代科学研究认为，苹果中含有大量的纤维素，经常食用，可以使肠道内胆固醇含量减少，排便量增多，减少直肠癌的发生。同时，苹果中因含有丰富的果胶，果胶能破坏致癌污染物——放射性气体，从而减少癌症的形成。

（资料来源：中国营养健康网，有删节）

（二）食用菌类的营养价值

食用菌蛋白质质量分数为鲜重的3%~4%，干重的20%~40%，介于肉类和蔬菜之间，含氨基酸种类齐全。此外，维生素含量较多，包括硫胺素、核黄素、烟酸、维生素D和少量的维生素C等。矿物质的质量分数亦较高，尤其是含磷较多。

研究发现，部分食用菌含有特殊的真菌多糖，但要注意的是，食用菌含嘌呤较多，痛风病人应限制食用。

另外，部分菌类是有毒的，误食后会引起中毒，造成肝脏受损、精神错乱、恶心、呕吐、腹痛、腹泻、黄疸、血红蛋白尿，严重时发生休克、衰竭、死亡。

（三）食用野菜和野果的营养价值

野菜含有丰富的蛋白质、糖、粗纤维、矿物质和维生素，如胡萝卜素、维生素B_2、维生素C和叶酸，钙、铁含量也较多，是维生素和矿物质的良好来源，部分野菜比栽培种植的蔬菜营养价值还高。

野生蔬菜虽然含有人体所需的各种营养物质，但有些野菜因含有某种有毒物质（如生物碱、苷类物质和毒蛋白），如食用不当可能会引起中毒。通常使用水煮和浸泡来消除或减少野菜所含的毒性。

野果的特点是富含维生素C、胡萝卜素、有机酸和生物类黄酮。

（四）水果和蔬菜加工制品的营养价值

1. 干制品的营养价值

果蔬干制品包括以新鲜果蔬脱水干制而成的干菜、果干，以及用果仁供食用的干果，如红枣、葡萄干、笋干、核桃仁等。

优点：由于脱水，干货原料失去大部分水分，含水量一般低于15%，原料中蛋白质、脂肪、糖类、矿物质、维生素质量浓度提高，营养价值高于新鲜原料。

（1）陆生干菜

陆生干菜包括玉兰片、笋干、黄花以及数量众多的食用菌类。笋类的粗纤维多达5%~7%，由于其草酸质量分数较高，其所含的钙、铁不易被吸收，食用前需浸泡去除。干制食用菌碳水化合物在50%以上，蛋白质在15%~25%，并含有钙、磷、铁等矿物质。个别食用菌的蛋白质甚至高达30%。

（2）海产干菜

海产干菜富含碘，是预防和治疗甲状腺肿的重要食物。紫菜、海带、石花菜是我国常见海产干菜。干制的紫菜、海带蛋白质质量分数可达25%，碳水化合物可达50%以上，其中含有相当数量的对人体健康有益的甘露醇。另外，海产干菜的钙、铁和膳食纤维质量分数也较高。

（3）果干

果干由鲜果制成，常见的有葡萄干、红枣、柿饼、桂圆等。在干制时，大分子碳水化合物转化生成低分子糖，甜味明显，但维生素尤其是维生素 C 损失严重。

（4）果仁

烹饪常用的果仁包括富含蛋白质（15%~25%）和脂肪（40%~65%）的核桃仁、腰果、松仁、各种瓜子和富含淀粉（40%~65%）的莲子、板栗两类。果仁脂肪中不饱和脂肪酸的质量分数较高，同时钙、铁等无机盐质量分数较高，部分果仁还含有较多的硫胺素和核黄素。

2. 罐头制品的营养价值

果蔬原料在制罐时需要经过高温杀菌，有类似煮、蒸的致熟过程。由于经过水洗、加热等处理，尤其是罐头杀菌时需采用高压高温杀菌，对热敏感的维生素如维生素 C、硫胺素、核黄素、烟酸等损失较多。一些特殊产品，如橘瓣罐头制作时，还会采用碱液浸泡脱去囊衣，更会加重硫胺素、核黄素的损失。蛋白质、氨基酸还可能在高温杀菌时与还原糖发生羰氨反应而损失。果蔬罐头制作时常需加入糖液或淡盐水作为罐液，也会造成部分矿物质和其他水溶性营养物质的损失。

任务四　了解其他食品的营养价值及其特殊功效

一、食用油脂和调味品的营养价值

（一）食用油脂的营养价值

食用油脂是膳食的重要组成部分，是热能的一个重要来源，可供给人体一些必需脂肪酸，并提供一定量的脂溶性维生素。

天然的食用油脂是由多种物质组成的混合物，其中最主要的成分是脂肪。目前生活中使用的油大多为食用精炼油，其脂肪质量分数均在99%以上，植物油精制后含脂肪100%，还含有脂溶性的胡萝卜素和核黄素。粗制油含有少量非甘油酯类化合物，如磷脂、甾醇、蜡、粘蛋白、色素及维生素等，在油脂中的质量分数很低，但对于食用油脂的质量影响较大。

油脂经高温加热后，脂肪酸、维生素 A、胡萝卜素、维生素 E 等均受到破坏，热能供给只有生油脂的 1/3 左右。经过高温加热的油脂，尤其是反复加热的油脂，不但不易被机体消化，而且妨碍其他同时摄取的食物的吸收率。

（二）调味品的营养价值及特殊功效

1. 食盐

钠和钾对维持人体体液平衡和物质交换起重要作用，过多或过少都会影响细胞正常功能。氯为胃酸的成分之一，若缺少，会导致胃酸分泌不足，食欲不振。由于排汗、排尿的原因，每日都需要补充一定量的食盐。健康人每日摄入食盐要少于 6g，当人体大量出汗或腹泻、呕吐后，可适当增加食盐的摄入。而患有高血压、心脏病、肾脏病的人，则应限制食盐的摄入。

2. 发酵性咸味调味品

由于使用了大豆等高蛋白质原料，发酵性咸味调味品中蛋白质质量分数可达 3%～12%，其中较大部分为氨基酸态氮。碳水化合物质量分数为 6%～27%，脂肪质量分数与原料的原始质量分数有关，若使用脱脂的大豆饼粕制作，脂肪质量分数近乎为 0，而鱼露、虾酱等含有 0.6% 的脂肪。发酵性咸味调味品中还含有少量的维生素和矿物质。

3. 醋

醋是以谷类或其他含糖量较高的水果、废糖蜜为原料发酵而成的调味品，西餐中还常使用酒醋。醋的主要成分为醋酸（3%～8%），另有少量蛋白质（0.05%～3.8%）、脂肪（0.1%～0.7%）、碳水化合物（1%～18%）、矿物质（1%～5%），矿物质中以钙和铁含量最为丰富。

4. 味精

常见的味精有普通味精、强力味精和复合味精 3 种形式。普通味精含谷氨酸钠 75%～99.9%，其余由食盐填充，鲜味随谷氨酸钠浓度增加而增强，鲜味值可达 100；强力味精由谷氨酸钠与含有肌苷酸、鸟苷酸的钠盐混合而成，鲜味值可达 150～160；复合味精是在强力味精的基础上添加油脂、水解蛋白、牛肉粉（鸡肉粉、香菇粉）、香辛粉料等风味成分而成，有牛肉精、鸡精、香菇精等多个品种。

5. 芝麻酱

芝麻酱是芝麻磨碎脱油的产品，为常用香味调料。芝麻酱的营养成分丰富，蛋白质高达 20%，脂肪 53%，碳水化合物 18%，粗纤维 6.9%，矿物质中钙和铁含量较高，分别高达 1050mg/100g 和 58mg/100g，钙质量分数相当于 100g 牛奶的 10 倍，B 族维生素（硫胺素、核黄素、烟酸）含量丰富。

6. **糖**

作为调味料食用的糖主要有蔗糖、土红糖、饴糖、蜂蜜等。

（1）蔗糖。白糖（包括白砂糖、绵白糖）、冰糖属于精制糖，蔗糖纯度高于99.65%，几乎不含其他营养素。

（2）土红糖。土红糖是小型糖厂土法生产的食糖，有赤红、红褐、青褐、黄褐等多种颜色。含有糖蜜及钙（90～160mg/100g）、铁（2～4mg/100g）、镁（54mg/100g）等矿物质，易吸水潮解，有一定滋补作用，可用于蒸炖补品。

（3）饴糖又称糖稀、麦芽糖，是将大米、小麦等粮食经过发酵糖化而制成的浓稠的糖浆，色黄褐，主要成分为麦芽糖、葡萄糖、糊精等，甜度只有蔗糖的1/3，有软、硬两种。其主要用于增加菜肴色泽。饴糖的吸湿力强，在糕点中使用可使糕点松软、不发硬。

（4）蜂蜜。蜂蜜是由蜜蜂采集花蜜酿成的，为透明或半透明状浅黄色黏性液体，带有花香味，回味微酸。除含有呈甜味的葡萄糖、果糖外，还含有多种蛋白质、有机酸、维生素、矿质元素及生理活性物质。其主要用于制作营养滋补品、蜜饯食品及酿造蜜酒，在制作糕点和一些风味菜肴中充当甜味剂。

7. **芡粉**

芡粉的主要成分为碳水化合物，占82%～87.6%，蛋白质和脂肪的质量分数很低。除矿物质外，其他各种营养素也很少。

常见调味料及功效

调味料	功效
酱油	可使菜肴入味，更能增加食物的色泽，适合红烧及制作卤味
蚝油	本身很咸，可以加糖稍微中和其咸度
色拉油	常见的烹调用油，亦可用于烹制糕点
麻油	菜肴起锅前淋上，可增香味。腌制食物时，亦可加入以增添香味
米酒	烹调鱼、肉类时添加少许的米酒，可去腥味
辣椒酱	红辣椒磨碎制成的酱，呈赤红色黏稠状，又称辣酱，可增添辣味，并增加菜肴色泽
甜面酱	本身味咸，用油以小火炒过可去酱酸味。亦可用水调稀，并加少许糖调味，风味更佳
辣豆瓣酱	以豆瓣酱调味之菜肴，无须加入太多酱油，以免成品过咸，以油爆过色泽及味道较好
芝麻酱	本身呈固体状，可以用冷水或冷高汤调稀备用
西红柿酱	常用于茄汁、糖醋等菜肴，并可增加菜肴色泽
鲍鱼酱	采用天然鲍鱼经浓缩制造而成，适用于煎、煮、炒、炸、卤……

续表

调味料	功效
XO 酱	主要由诸多海鲜精华浓缩而成，适用于各项海鲜料理
发粉	加入面糊，可增加成品之膨胀感
面粉	分为高、中、低筋3种。制作面糊时以中筋面粉为主。用于沾粉油炸时则具着色功能
甘薯粉	多用于油炸物之沾粉，亦可作为芡粉
小苏打粉	以适量小苏打腌浸肉类，可使肉质较为松软滑嫩
豆豉	干豆豉用前以水泡软，再切碎使用，湿豆豉只要洗净即可使用
葱	常用于爆香、去腥，能促进血液循环帮助消化
姜	可去腥、除臭，并提高菜肴风味
辣椒	可使菜肴增加辣味，并使菜肴色彩鲜艳
蒜头	常用之爆香料，可搭配菜色切片或切碎。大蒜有很强的杀菌、抗癌作用，人们把它誉为地里长的"青霉素"和"天然抗生素"
花椒	亦称川椒，常用来红烧及卤。花椒粒炒香后磨成的粉末即为花椒粉，若加入炒黄的盐则成为花椒盐，常用于油炸食物的蘸食之用
胡椒	辛辣中带有芳香，可去腥及增添香味。白胡椒较温和，黑胡椒味则较重
八角	又称大茴香，常用于红烧及卤。香气极浓，做菜时宜酌量使用
干辣椒	可去腻、膻味。将籽去除，以油爆炒时需注意火候，不宜炒焦
红葱头	可增香。切碎爆香时应注意火候，若炒得过焦，则会有苦味
五香粉	五香粉包含桂皮、大茴香、花椒、丁香、甘香、陈皮等香料，味浓，宜酌量使用

（资料来源：新浪健康网，有删节）

二、饮料的营养价值及特殊功效

（一）酒精饮料的营养价值及特殊功效

酒精饮料根据原料不同可分为粮食酒、果酒，根据制造方法不同可分为蒸馏酒、酿造酒和配制酒，根据酒精质量分数不同又分为高度酒和低度酒等。

1. 酿造酒

酿造酒是在含糖丰富的原料（水果或谷类）中加入酵母发酵，再经过压榨、澄清、过滤而成的酒精饮料。酒精质量分数低，含有原汁的各种营养成分，具体有啤酒、葡萄酒、黄酒等。

2. 蒸馏酒

蒸馏酒是利用谷类、果实等原料经过发酵、蒸馏而成的产品。其酒精质量分数很高，可达38%～65%，每100g可提供能量1000～1600kJ。在蒸馏后除含有乙醇外，还有部分与酒的风味有关的醇类、醛类、酮类、酸类、酯类等物质。

（二）软饮料的营养价值

软饮料中的纯净水、太空水、白开水、苏打水等含有纯净的水，是良好的补水剂。矿泉水还含有人体需要的微量元素，如锶、锂、偏硅酸、溴、锌等，可补充人体易缺乏而又不易获得的微量元素，对健康有益。

碳酸型饮料在饮料中充入了二氧化碳，清凉感突出，可增进食欲，促进消化。饮料配方中加入了大量的糖、香料、食品添加剂，除了提供热量（为80～240kJ/100g）外，营养价值不高。

纯果汁或蔬菜汁由天然的果蔬榨汁加工而成，含有较丰富的维生素、矿物质和纤维素等，营养价值高。

果汁型饮料由于加入了原果汁，含有一定的碳水化合物，少量的蛋白质、维生素、矿物质，营养价值有所增高。

花生、大豆和含乳饮料的蛋白质质量分数较高，可作为蛋白质来源的补充。

冷饮包括冰激凌、雪糕、冰棍等，是以奶、蛋、砂糖、奶油等原料加工制成的，含有上述各种原料的营养物质，其蛋白质大约为3.7%，脂肪为7%～14%，碳水化合物为24%，还含有较少量的维生素、矿物质，其产热量高达500～1000kJ/100g。

场景回顾

大豆食品自古就与日本人的生活密不可分。日本人很喜欢吃豆腐、纳豆、味精汁等以大豆为原料的食品。大豆食品中含有一种叫作异黄酮的物质，这种物质的构造与女性荷尔蒙——雌激素非常相似。因此，它能够抑制与女性荷尔蒙有关的乳癌、卵巢癌、子宫癌等癌症的发生。

项目小结

食品是人体获得所需热能和各种营养素的基本来源，是满足人类营养需要的物质基础。食品的营养价值通常指食品中所含营养素的种类、数量及其相互比例和热能满足人体需要的程度，并易被人体所消化吸收及利用。食品的营养价值是相对的，因食品分为粮食类、果蔬类、肉类、蛋乳类等多种类型，不同类型的食品因性质、营养成分等不同，其营养价值及特殊功效也是不一样的；同时，食品的营养价值在很大程度上受贮存、加工和烹调等因素的影响。

思考与练习题

一、单项选择题

1. 酿造酒是在含糖丰富的原料中加入酵母发酵，再经过压榨、澄清、过滤而成的酒精饮料。以下不是酿造酒的是（　　）。

A. 啤酒　　B. 中国白酒　　C. 黄酒　　D. 葡萄酒

2. 豆制品中，非发酵性的大豆制品有（　　）。

A. 豆浆　　B. 豆腐　　C. 腐竹　　D. 以上所有选项

3. 以下（　　）贮存环境是有利于谷类贮存的。

A. 避光　　B. 密封　　C. 高温　　D. 潮湿

4. 含有优质蛋白，其氨基酸组成最接近人体需要的是（　　）。

A. 大豆　　B. 红豆　　C. 绿豆　　D. 豌豆

5. 人们饮用以及加工乳制品的主要原料是（　　）。

A. 初乳　　B. 常乳　　C. 炼乳　　D. 末乳

二、简答题

1. 谷物的结构和营养价值是什么？

2. 粮食为什么要控制水分？应该如何储藏？

项目四　不同人群的营养需求

任务导入

人们由于所处国家、社会的不同，受经济状况、民族、性别、年龄、职业和健康状况的差异等因素的影响，所需要的营养素种类、数量也各不相同。因此，作为旅游业工作者，在组织宾客进餐时，要视进餐者的具体情况合理安排膳食，以提高膳食水平，保证宾客的身体健康。

学习目标

- 掌握不同年龄阶段人群的营养与膳食特点
- 熟悉特殊人群的营养与膳食特点
- 了解不同人群的膳食要求

任务场景

某旅游职业技术学校高星级饭店运营与管理专业的小张在某五星级酒店中餐厅实习，有一天晚上她值班，来了一桌客人，小张按照服务程序递上了菜单，打算为客人提供点餐服务。但有位客人提出“菜单我们就不看了，我们这儿位客人中有两位糖尿病患者，你就看着给我们配菜吧”。

小张该怎么配菜呢？

任务一　了解婴幼儿、儿童和青少年的营养需求

一、婴幼儿的营养需求和膳食要求

一般 1 月以内称为新生儿，1 岁以内称为婴儿，1 ~4 岁称为幼儿。

（一）婴幼儿的营养需求

1. 热能

膳食中热能供给不足，其他营养素就不能在体内被很好地利用，影响机体生长发育；热能供给过多又会引起肥胖症。

我国建议1岁以内的婴儿热能适宜摄入量男婴为3.77MJ/d，女婴为3.35MJ/d。

2. 蛋白质、脂肪和碳水化合物

脂肪和碳水化合物的主要作用是供给能量，而脂肪内的不饱和脂肪酸对婴儿有重要作用，以母乳或牛奶喂养基本能满足需要。但若以配方食物喂养，要加入一定量的植物油，以获得不饱和脂肪酸。

碳水化合物可供给能量，但不宜过多，原因是碳水化合物在婴儿肠内发酵，产生大量低级脂肪酸，刺激肠的蠕动而引起腹泻。不宜让婴幼儿养成吃糖或甜食的习惯，否则会导致龋齿的发生。

3. 水

婴幼儿发育尚未成熟，调节功能和代偿功能差，易出现脱水等水代谢障碍，应注意婴幼儿水分的补充。

4. 无机盐

（1）钙和磷。婴幼儿骨骼生长和牙齿钙化都需要大量的钙和磷。除乳汁可提供钙磷以外，还可以补偿一定的钙剂。

我国钙和磷的膳食适宜摄入量为6个月钙250mg/d、磷180mg/d，1～4岁钙600～800mg/d、磷300～350mg/d，并注意维生素D的摄入状况（可耐受最高摄入2000mg/d）。

（2）铁。乳中铁质量分数较低，胎儿在肝脏内储留了大量的铁，可供出生后6个月使用，在出生4个月后就应该添加含铁的食物，否则可能出现缺铁性贫血。给婴儿每日喂一点蛋黄、肝膏汤，可补充铁。

我国半岁以上婴儿铁的推荐摄入量为10mg/d（可耐受最高摄入量为25mg/d）。

5. 维生素

（1）维生素A和维生素D：维生素D可调节钙、磷代谢，缺乏时可发生佝偻病。维生素A和维生素D摄入过多可引起中毒，我国建议维生素A婴幼儿适宜摄入量为310～360μgRAE/d，维生素D则为10μg/d。

（2）B族维生素：硫胺素、核黄素和烟酸都随能量需要量而变化，可从乳中获得；硫胺素和核黄素1岁以上摄入量为0.6mg/d，烟酸则为硫胺素的10倍，为6mgNE/d。

（3）抗坏血酸：乳中抗坏血酸受母乳的影响，人工喂养则需要及时补充，婴儿出生后两周便可开始补充，可采用菜汤、橘子水、番茄汁和其他水果、蔬菜汁等。我国建议膳食推荐摄入量1岁以下婴儿为40mg/d，1岁以上为50mg/d。

（二）婴幼儿膳食

1. 婴幼儿饮食的特点

（1）幼儿膳食营养素应齐全，各种营养素应易于消化吸收。

（2）照顾幼儿的口味特点。

（3）注意食物的卫生。

2. 培养婴幼儿良好的膳食习惯

（1）儿童良好的饮食习惯要从小培养。

（2）饮食要定时定量，不要暴饮暴食。

（3）培养孩子饮食多样化的习惯，不偏食。

（4）教孩子正确使用餐具并养成良好的卫生习惯，注意餐具、餐桌卫生和保持餐桌整洁，饭前、饭后、便后都要洗手。

（5）孩子吃饭时要集中注意力，不要边吃边玩；孩子确实吃不完的食物，也不要勉强。

（6）不要在吃饭前或吃饭时责备孩子。

（7）家人在配膳时应尽量考虑孩子的需求，但是，除孩子生病或其他特殊情况外，不要给孩子开小灶。

二、儿童和青少年营养需求及膳食要求

一般4～6岁为学龄前儿童，7～11岁为学龄儿童，12～18岁为青少年。

（一）儿童的营养与膳食

1. 儿童的营养需求

（1）热能。儿童对热能的需求相对成人较高，因为儿童的基础代谢率高，要维持生长与发育，另外，儿童还好动。如果热能供给不足，其他营养素也不能有效地发挥作用。

（2）蛋白质。儿童生长发育对蛋白质的需求较多，蛋白质的推荐摄入量与蛋白质的质量有关，质量高则推荐摄入量较少，质量差则推荐摄入量较多。蛋白质的需求量与热能摄入量有关，我国儿童蛋白质所供热量占总热能的13%～15%较为合适。

（3）无机盐。儿童骨骼的生长发育需大量的钙、磷。我国4岁以上儿童钙的膳食适宜摄入量为800mg/d，7～11岁为1000～1200mg/d，并应注意维生素D的摄入状况。

儿童生长发育，对碘和铁的需求增加，我国建议铁的推荐摄入量：4 岁以上儿童为 10mg/d，7 岁为 13mg/d。

另外，锌和铜对儿童生长发育十分重要，应注意这些微量元素的供给。

（4）维生素。硫胺素、核黄素和烟酸的需求量与能量有关，儿童对热能的需求较多，故对 3 种维生素的需求也增多。

维生素 D 对儿童骨骼和牙齿的正常生长影响较大，我国建议儿童每日膳食维生素 D 的推荐摄入量为 10μg。维生素 A 可以促进儿童生长，其膳食推荐摄入量为 4 岁以上儿童 360μgRAE/d。我国膳食中这两种维生素的质量分数偏低，必要时可适当补给鱼肝油。

维生素 C 对儿童生长发育十分重要，并且维生素 C 易在烹调加工过程中损失，我国建议 4 岁以上儿童每日膳食维生素 C 推荐摄入量为 50mg，7 岁以上每日为 65mg。

2. 儿童的膳食

对于儿童膳食，尤其要注意以下几个方面：

（1）儿童的咀嚼和消化能力较成人弱，故儿童膳食要细嫩、软熟、味道清淡，避免刺激性太强的食物。

（2）儿童活泼好动，体内糖原储备又有限，故每天可加餐 2 次。

（3）培养良好饮食卫生习惯，避免偏食或暴饮暴食，注意食物、餐具和进餐环境的卫生及保持进餐环境整洁。

（4）食物的花色品种应多样化，注重食物的色、香、味等感官性状。

（5）注意培养独立的生活能力，教授儿童可接受的洗餐具、做菜饭和布置餐桌的知识，使他们尽早自食其力。

（二）青少年的营养和膳食

1. 青少年的营养需求

（1）热能。我国建议 11 岁以上的少年女性膳食中每日热能摄入量为 8.58MJ、男性每日则为 9.83MJ，14 岁以上的青年女性为 9.62MJ/d、男性则为 11.92MJ/d。

（2）蛋白质。我国建议青少年女性的每日蛋白质摄入量为 60g，男性每日为 75g，超过普通成人的推荐摄入量。

（3）无机盐。青少年应注意钙、磷、铁、碘和锌的摄入。

（4）维生素。我国青少年维生素 A 和维生素 D 的供给量与成人相同。

2. 青少年的膳食

青少年应注意膳食的量和质两个方面，量要足，质要优。

（1）养成良好的膳食习惯，不挑食、不偏食、少吃零食。

（2）注意早餐的质量和数量，有条件时课间应加餐1次。

（3）注意供给动物性食物，如动物肝脏、瘦肉、鸡蛋等，以供给充足的蛋白质、维生素A、维生素D、维生素B_1、维生素B_2和烟酸，另外，还供给优质的铁和锌等无机盐，预防缺铁性贫血的发生和促进性器官的发育。注意供给新鲜的蔬菜和水果，满足对维生素C和无机盐的需要，适当供给海带等海产品，预防甲状腺肿的发生。

（4）考试期间，学生应多补给维生素A、维生素B_2、维生素C、卵磷脂、蛋白质和脂肪，以补充消耗。

考试期间学生的营养饮食

临考前许多学生总是临阵磨枪，常常“开夜车”，这更加大了机体对维生素、蛋白质和热量的需求，家长要适时适量地给予加餐。

学生临考期间要适当增加主食的数量，但不可过度增加糕点、甜食、糖等代替主食提高热量，过多的糖会使人烦躁不安、情绪激动。同时，还要注意多给学生选择牛奶、鸡蛋、鸡、鸭、鱼、瘦肉、虾及豆制品等食物，以提供充足的蛋白质供应机体的超负荷需要。最后，多给孩子吃些新鲜水果，有利于维生素的补充。饮食和生活规律是心理和精神保持平衡的前提，当精神高度紧张和疲劳时，就可能导致胃肠功能紊乱、消化酶分泌不足，严重影响营养素的消化和吸收。如饮食不能定时定量，则会加重这些变化，进而导致学生心理负担加重，表现得烦躁不安。考试期间，要特别注意以下几种营养素的摄取。

1. 蛋白质

备考学生应特别注意蛋白质的补充，可从多种动物性食品中摄取营养素。鱼肉细腻，蛋白质含量高，又含不饱和脂肪酸；鱼脑是很好的健脑保健食品；豆腐、豆制品也应常食。

2. 钙

钙可以帮助人的大脑持续工作，同时它还可以调节人体的微循环系统，使人体不易疲劳。虾皮、芝麻酱、海带、豆制品等也是很好的补钙食品。鲫鱼、带鱼等做成酥鱼，连骨带肉一齐吃进去，可以起到补钙的作用。

3. 维生素A

维生素A是眼睛的“保护神”，对大脑和人体其他部位的机能也起到调节作用。食物中的维生素A主要来自动物的肝脏、瘦肉、植物中的红黄色蔬菜、水果中的β-胡萝卜素等。对于食欲差、食量小的学生，可以给他们吃些维生素A含量高又易消化吸收的鸡肝。

4. 糖

学生应注意从五谷杂粮等主食中摄取多种复合糖类，保证为大脑提供足够的能量。

5. 铁

由于学习紧张、食欲差，学生极易出现缺铁性贫血。而贫血症的直接后果是精神涣散、注意力难以集中以及听课效果差等。猪、牛、羊的瘦肉，动物内脏和蛋黄都可以补铁，黑木耳的含铁量非常高。但在吃这些食物时，一定要让学生吃些富含维生素C的蔬菜和水果，食物中的铁只有在维生素C的帮助下才能被人体消化吸收。

6. 膳食纤维和B族维生素

饮食中应适量增加粗粮、蔬菜和水果，这样的食物既可以补充B族维生素，调节食物的酸碱平衡，又可以使大便通畅，预防便秘，保证人体摄入与排出平衡，使人体处于一种良好的平衡状态。

（资料来源：中国营养健康网，有删节）

任务二　了解老年人的营养需求

一、老年人的营养需求

1. 热能

我国建议，51～60岁老年人热能推荐摄入量应适当调减，较50岁的成人减少4%～10%，60～70岁的老人应适当调减20%。

2. 蛋白质

老年人体内蛋白质合成代谢减弱，分解代谢加强。

3. 碳水化合物和脂肪

碳水化合物和脂肪是体内重要的能量来源，但不宜过多，并且要限制精制蔗糖的摄入。老年人易发生便秘，膳食纤维可刺激消化液分泌，应适当供给较细的膳食纤维。

脂肪可促进脂溶性维生素的吸收，最重要的是供能和作为能量储存在体内，但不宜摄入过多，因为食物中脂肪的质量分数过高，如果摄入过多，老年人易发生冠心病和其他老年性疾病。

老年人应该减少胆固醇的摄入，但不宜过分限制，因为血清胆固醇升高主要是因为体内胆固醇代谢紊乱，其他因素也对血清胆固醇有影响，并不完全是因为食物胆固醇的作用。

4. 无机盐

（1）钙

在选择含钙高的食物的同时，注意体内维生素D的水平。我国老年人每天钙的适宜摄入量为1000mg。

（2）铁

老年人应多吃含铁丰富且质量高的食物。

（3）钠、钾离子和水分

钠、钾离子和水在维持机体酸碱平衡、体液和电解质平衡中起重要作用。氯化钠摄入量大者，高血压发病率也高。因为钠离子能使体内水潴留量增加，心脏负担加大。

老年人排便能力较差，肠道黏液分泌减少，易便秘，故老人每天应适量饮水。但部分老人有大量饮水的习惯，应适当控制，因为饮水过多会加重心脏和肾脏的负担。

5. 维生素

维生素 D 可促进钙的吸收和调节体内钙代谢，预防老年骨质疏松症的发生，故老年人应注意维生素 D 的供给或多晒太阳。

维生素 C 可促进胆固醇的排泄，防止老年人血管硬化和延缓衰老，故可以多供给老年人一点维生素 C。

维生素 E 可保护细胞膜不受体内过氧化物酶的损害，有抗衰老的作用，应注意供给含维生素 E 多的食物。

二、老年人的膳食要求

对于老年人的膳食，可以从进食量、食用油、水果蔬菜、汤菜、口味、质地几个方面进行考虑。

1. 进食量

考虑老年人的营养需要，限制进食量以限制热量的摄入。瘦肉、鱼、奶、蛋及动物肝脏是优质蛋白质和钙、铁、维生素 A、维生素 D 的良好来源，应予以保证。鱼的脂肪较好，老年人易于吸收，可多食鱼。

2. 食用油

选择植物油作为烹调用油，可供给机体不饱和脂肪酸和维生素 E，应少用动物油脂。

3. 水果蔬菜

选择新鲜水果、蔬菜，供给机体维生素 C、膳食纤维、钾离子和水分及部分果糖。

4. 汤菜

注重汤菜，每餐后最好有肉汤、菜汤、骨头汤等，供给适量水分。

5. 口味

口味宜清淡，减少氯化钠用量，防止高血压发生。

6. 质地

质地要细软、熟透，易于咀嚼和消化，花色品种应多样化。

任务三　掌握孕妇与哺乳期妇女的营养需求

一、孕妇的营养需求和膳食要求

（一）孕前营养

孕前营养状况好，可为妊娠提供良好条件。平时营养较差的孕妇，易患妊娠毒血症，胎儿死亡率高，新生儿体重低。

口服固醇类避孕药停药后怀孕者，应注意叶酸、维生素 B_{12}、维生素 B_6、维生素 B_2 的补充。

（二）孕期营养和膳食

孕期前 3 个月对营养素需求量不大，3 个月以后胎儿的迅速生长和体内一系列变化对营养素的需求量增大，尤其是孕期最后 3 个月。

孕期分期：1 ~ 3 个月称为早期，4 ~ 6 个月为中期，7 ~ 9 个月称为晚期。

1. 热能

因婴儿生长和母体相关组织增长对能量的需求增大，故孕期能量储备的总量约为 335MJ，孕妇体重较孕前增加约 12. 5kg。

孕期前 3 个月热能的增加并不明显，第 4 个月后对各种营养素和热能的需求量增大，我国建议孕中期每日应增加摄入 1. 26MJ 热能，孕晚期每日应增加摄入 1. 88MJ 热能。

2. 蛋白质

我国建议孕期第 4 ~ 6 个月蛋白质推荐摄入量每日增加 15g，在第 7 ~ 9 个月蛋白质推荐摄入量每日增加 30g。

3. 无机盐

（1）钙。我国建议妊娠早期钙的适宜摄入量为 800mg/d，中晚期为 1000mg/d，同时注意供给充足的维生素 D。

（2）铁。我国建议铁的适宜摄入量为孕中期 24mg/d，孕晚期 29mg/d，可耐受最高摄入量为 42mg/d。孕妇应多吃含铁丰富的食物，最好是以血色素型铁的形式供给孕妇。动物肝脏、海产品、坚果和豆类都是较好的铁来源，妊娠后期可补充铁剂，以硫酸亚铁用得较多。

（3）碘。妊娠期碘的需要量增加，缺碘容易发生甲状腺肿，故应注意碘的供应，但不宜大剂量服用碘化钾。我国建议孕妇碘的推荐摄入量为 230μg/d，可耐受最高摄入量为600μg/d，最好由蔬菜、海产品供给碘，如海带、紫菜等。

（4）镁。在一般条件下，孕妇镁的摄入往往不足，我国建议摄入量在普通人的基础上增加40mg/d，即孕妇应摄入370mg/d。膳食中的草酸和植酸影响镁的吸收，动物内脏中镁的质量分数较高。

（5）锌。动物实验发现，孕鼠缺锌仔鼠畸形增加，死胎增多。我国建议孕妇每日锌推荐摄入量为9.5mg，可耐受最高摄入量40mg/d。锌最好来自动物肉类。

4. 维生素

（1）维生素A和胡萝卜素。孕妇对维生素A的推荐摄入量孕中晚期为770μgRAE/d，因为胎儿要在肝脏中储备一定的维生素A，但不宜摄入过多，可耐受最高摄入量为3000μgRAE/d。

（2）维生素D。维生素D对调节母体和胎儿的钙、磷代谢有重要作用，妊娠期对维生素D的需要增加，除多晒太阳外，还应补充富含维生素D的食物。缺乏维生素D可致婴儿佝偻病和孕妇骨质软化症。孕中、晚期推荐摄入量为10μg/d，可耐受最高摄入量为50μg/d。

（3）维生素E。孕妇适宜摄入量与成人一样，均为14mgα－TE/d。

（4）维生素B_1和B_2。由于维生素B_1和B_2主要与能量代谢有关，孕妇热能的需要量增加，则维生素B_1和B_2的需要量也增加。维生素B_1和B_2还与食欲、肠蠕动和乳汁分泌有关，故应供给足够量的维生素B_1和维生素B_2。维生素B_1缺乏时，孕妇易发生便秘、呕吐、肌肉无力、分娩困难。

我国孕妇维生素B_1、B_2推荐摄入量为孕中期1.4mg/d，孕晚期1.5mg/d。

（5）维生素B_6。由于蛋白质摄入量的增加，孕妇维生素B_6的适宜摄入量为2.2mg/d，比成年女性多0.8mg/d。

（6）维生素C。胎儿生长需要大量的维生素C，维生素C对母体和胎儿都十分重要。我国建议孕中、晚期维生素C的摄入量为115mg/d，较平时增加15mg/d。孕妇应保证蔬菜和水果的供应。

（7）叶酸和维生素B_{12}。由于孕妇体内合成代谢的增加，对叶酸和维生素B_{12}的需要量增加，二者缺乏易发生贫血。我国孕妇叶酸推荐摄入量较平时增加200μgDFE/d，即孕妇供给量为600μgDFE/d，可耐受最高摄入量为1000μg/d；而维生素B_{12}则增加0.5μg/d，为2.9μg/d。

（8）烟酸。孕期烟酸供给为12mgNE/d。

5. 孕妇膳食

（1）注意供给动物性食物。

（2）注意供给新鲜水果和蔬菜。

（3）注意供给海产品。海产品含丰富的碘、钙、锌等无机盐，可满足孕妇对这些无机盐的需求。

（4）注意满足孕妇的口味特点。

（5）克服偏食习惯。由于妊娠反应导致孕妇对食物挑剔，易偏食，应予克服。

（6）有条件时适当供给坚果类食物，如核桃、花生、芝麻等食物。

（7）尽量减少和避免食用含有食品添加剂的食物，如含糖精、人工合成色素、香料的食物，这些食品添加剂对胎儿可能有不良影响。

二、哺乳期妇女的营养需求和膳食要求

（一）哺乳期的营养

母乳是婴儿最好的食物，能满足婴儿的需求并易于消化，应尽量争取用母乳喂养婴儿。母乳中的营养素全部来自母体，母体营养不良时母乳的质量将发生变化，影响婴儿健康。

1. 热能

哺乳期妇女能量需求较大，我国建议哺乳期妇女每日应多摄入热量 2.09MJ。

2. 蛋白质

母乳蛋白质的质量分数为 1.2%，膳食蛋白质转变为乳汁蛋白质的转化效率为 70%，全日母乳中含蛋白质为 10～15g，考虑到其转化效率，需蛋白质 16g 左右，再考虑到膳食蛋白质的利用率，结合个体差异，我国建议哺乳期妇女每日应增加 25g 蛋白质的摄入量。

3. 无机盐

我国建议钙的推荐摄入量为 1000mg/d，可耐受最高摄入量 2000mg/d。我国膳食中钙的质量不高，吸收率较低，应适当补充钙。此外，应注意供给维生素 D。

乳汁中铁和铜的浓度较低，但胎儿在肝脏中有铁储蓄，可供婴儿 6 个月使用。哺乳期妇女应食用富含铁的食物。锌的推荐摄入量为 12mg/d，较成人增加 4.5mg/d。

4. 维生素

哺乳期各种维生素需要量都有所增加，脂溶性维生素不易通过乳腺进入乳汁，故乳汁中脂溶性维生素受膳食中脂溶性维生素的影响较小，值得注意的是，乳汁中维生素 D 很少，故婴儿应注意补充维生素 D 或晒太阳。我国建议哺乳期妇女维生素 A 的推荐摄入量为 1300μgRAE/d。

水溶性维生素易通过乳腺进入乳汁，乳汁中维生素 B_1、维生素 B_2、维生素 C 和烟酸都与膳食中这些维生素密切相关。其膳食推荐摄入量硫胺素和核黄素为 1.5mg/d，烟

酸为15mgNE/d，维生素C为150mg/d。

5. 水分

泌乳需要大量的水分，水分不足会影响乳汁分泌量。除喝饮料外，在每天的食物中应增加肉汤、骨头汤和粥等含水分较多的食物，以供给水分。

（二）哺乳期的膳食

哺乳期妇女对营养素的需求量增加，为从食物中获得足够的营养素，达到合理膳食的要求，应注意以下几点：

（1）保证蛋白质和钙的供应。选用动物性食物和大豆制品作为蛋白质来源，有利于泌乳。适当选用骨粉或奶类食物，有助于供给足够的钙。

（2）注意供给新鲜水果和蔬菜，并且要有足够的数量，保证维生素、无机盐及部分水分供应。

（3）注意供给肉、骨头汤、鸡鸭汤、鲫鱼汤。这些汤滋味鲜美，可供给足够的水分；炖汤时，可在汤中加两滴醋，有利于钙溶出。

（4）我国传统医学和民间有一些行之有效的方法可促进泌乳，值得重视。如产后吃鸡蛋、红糖和鸡鸭汤等，都是经济实惠的方法，又如花生米炖猪蹄汤可催乳。

总之，孕妇和哺乳期妇女的营养对下一代的生长发育极为重要，应用科学的方法来指导配膳。

任务四　了解特殊人群的营养需求

一、肥胖症病人的营养与膳食

肥胖症是指一定程度的明显超重与脂肪层过厚，是体内脂肪尤其是甘油三酯积聚过多而导致的一种状态。食物摄入过多或机体代谢改变会导致体内脂肪积聚过多，造成体重过度增长，引起人体病理、生理改变或潜伏。对儿童而言，肥胖对生长发育、体能和智力发育、心血管系统、呼吸系统和内分泌系统都有不良影响；对成人而言，肥胖使死亡率升高，同时，肥胖症是一些疾病如高血压、糖尿病、冠心病、高脂血症、动脉粥样硬化、胆结石症、痛风等疾病的诱发因素。因此，减轻体重具有重要的意义。

长期控制能量的摄入和增加能量的消耗是肥胖症的基础治疗方法，同时要改变原有的生活习惯和饮食习惯。另外，还需要增加体力活动，否则难以取得疗效。肥胖症病人的营养与膳食原则如下：

（一）低热能饮食

膳食应给予低热能食物，以使能量负平衡，使体内储存的多余脂肪逐渐消耗。对摄入的热能控制要循序渐进，如成年轻度肥胖者，以每月减轻体重0.5～1.0kg为宜，中度肥胖者每周减轻体重0.5～1.0kg为宜。

（二）控制热能的摄入

控制热能的摄入时，要做到营养平衡，保证摄入充足的蛋白质。蛋白质来自肉、蛋、乳及豆制品，应占总热能供给量的10%～15%。不提倡素食疗法，否则损害健康。

（三）适当限制脂肪的摄入

脂肪应占总热能供给量的20%～25%，严格控制烹调油的用量，每日用烹调油10～20g，同时还要控制油脂肥厚的食物的摄入，如烤鸭、炸鸡、红烧肉、扣肉、熘肝尖、爆腰花等。烹调时应注意烹调方法，以蒸、煮、炖、拌、氽、卤等方法为主，避免油煎、油炸和爆炒等方法。

（四）摄入适量的碳水化合物

碳水化合物应限制在总热能供给量的40%～55%，不可极度控制，防止酮症的出现。碳水化合物以谷类食物为主要来源，每日应摄入150～250g。在谷类食物中，最好选择粗粮和杂粮，因为它们含有丰富的膳食纤维，食用后具有饱腹感，可以延缓食物的消化、吸收速率，有利于控制体重，减轻肥胖。严格限制单糖食物如蔗糖、麦芽糖、果糖、蜜饯及甜点心等，也要限制辛辣及刺激性食物及调味品，如辣椒、芥末、咖啡等，这类食物可以刺激胃酸分泌，容易使人增加饥饿感、提高食欲、进食量增加，导致减肥失败。食盐也应限制，食盐可引起口渴和刺激食欲，增加体重，每日食盐量宜控制在5～6g。

（五）充足的无机盐和维生素

膳食中必须有足够量的新鲜蔬菜，尤其是绿叶蔬菜和水果。蔬菜含膳食纤维多，水分充足，属低热能食物，有充饥作用。可以食用拌豆芽、拌菠菜、拌萝卜丝、拌芹菜、小白菜、冬笋和能够生食的蔬菜，还可补充多种维生素、无机盐，防止维生素和无机盐缺乏。

（六）改变不良饮食习惯

养成良好的饮食习惯是防止肥胖的有效措施之一，平时最好不要吃零食、甜食和饮用含糖饮料。吃饭时要细嚼慢咽，使食物与唾液充分混合，有助于消化吸收，可延长用餐时间，既吃得少，又可达到饱腹作用。一日三餐要定时定量，早餐要吃好，午餐要吃饱，晚餐要吃少。不可不吃早餐、中午对付、晚上会餐，这样不利于减肥。

（七）适当参加体育运动

减肥要着眼于预防，特别是有肥胖家族史的人，更应重视早防早治。本着以上膳食治疗原则，注意体育锻炼，如游泳、爬山、跑步、骑自行车、打乒乓球等运动，均有助于减肥。但一定要持之以恒，一旦停止体育锻炼，体重容易恢复。

14 种食物越吃腿越瘦

1. 紫菜

除了含有丰富的维生素 A、B_1 及 B_2，最重要的就是它蕴含丰富的纤维素及矿物质，可以帮助排走体内的废物及积聚的多余水分，从而达到瘦腿之效。

2. 芝麻

它的亚麻仁油酸可以祛除附在血管内的胆固醇，提升新陈代谢水平，有利于减肥瘦腿。

3. 香蕉

虽然香蕉热量很高，但脂肪含量却很低，而且含有丰富的钾，又饱肚又低脂，可减少脂肪在下身积聚，是减肥时期的理想食品。

4. 苹果

苹果含独有的苹果酸，可以加速代谢，减少下身脂肪的积聚，而且它的含钙量比其他水果丰富，可减少盐分，避免下身水肿。

5. 红豆

红豆所含的石碱酸成分可以增加大肠的蠕动，促进排尿及减少便秘，从而清除下身多余脂肪。

6. 木瓜

它特有的蛋白分解酵素，可以清除因食用肉类而积聚在下身的多余脂肪，而且木瓜肉所含的果胶更是优良的洗肠剂，可减少废物在下身积聚。

7. 西瓜

它是水果中的“利尿专家”，多吃可减少留在身体中的多余水分。

8. 西柚

西柚热量极低，多吃也不容易肥胖，它亦含丰富的钾，有助于减少下半身的多余脂肪和水分积聚。

9. **蒟蒻**

蒟蒻完全不含脂肪又美味，它丰富的植物纤维有利于下身淋巴畅通，防止腿部肿胀。

10. **菠菜**

菠菜可以促进血液循环，这样有助于距心脏最远的腿部吸收到足够养分，平衡新陈代谢，排毒瘦腿功效明显。

11. **西芹**

西芹一方面含有大量的钙，可以补“脚骨力”，另一方面含有钾，可减少下半身多余水分积聚。

12. **花生**

花生含有极丰富的维生素 B_2 和烟碱酸，一方面带来优质蛋白质，长肉不长脂，另一方面可削减下身脂肪肥肉。

13. **奇异果**

含有丰富的维生素 C 是它的突出特点，其所含纤维素亦十分丰富，可以加快脂肪分解的速度，避免腿部积聚过多的脂肪。

14. **番茄**

吃新鲜的番茄可以利尿并有助于减轻腿部疲惫感，减少水肿。

（资料来源：中国营养健康网，有删节）

二、高脂血症、动脉粥样硬化和冠心病等病人的营养与膳食

高脂血症是指血脂高于正常值上限，动脉粥样硬化是指在中等及大动脉血管内膜和中层形成的脂肪斑块，这些脂肪斑块主要由胆固醇和胆固醇酯组成；冠心病是由于冠状动脉阻塞而使心肌得不到充足的血液供应，造成的心肌部分区域受到损伤。冠心病通常由动脉粥样硬化或血栓形成引起。此类人群膳食原则如下：

（一）保持适宜的体重

动脉粥样硬化患者多数偏胖，故应限制食量以控制热能摄入，增加运动以加大热能消耗，保持适宜的体重。

（二）少食用脂肪和胆固醇高的食物

少食用牛油、猪油等动物油，用植物油作为烹调油；少食用含胆固醇高的动物内

脏、蛋黄，多食用大豆等植物蛋白。

（三）多摄入蔬菜、水果

蔬菜、水果含丰富的膳食纤维和维生素 C，可降低胆固醇；多食用粗粮，少食用精制糖和甜食；宜多吃葱、蒜、香菇、木耳。

（四）多饮茶、少烟酒

日常生活中要注意养成常喝茶（尤其是绿茶）、少抽烟、少饮酒的习惯。

（五）饮食清淡、少盐

日常饮食中，注意多食用清淡、少盐食品，减少高钠膳食的摄入，控制食盐的摄入量，有利于降低高血压、动脉粥样硬化的发生率。

三、糖尿病和痛风病人的营养与膳食

糖尿病和痛风都属于代谢性疾病，与高脂血症、动脉粥样硬化、冠心病、肥胖、脂肪肝等一起被称为“富贵病”。

（一）糖尿病患者的膳食原则

糖尿病是指血糖升高并出现尿糖的一种疾病。引起糖尿病的原因是体内胰岛素的绝对或相对（效应差）不足，使进食后进入血液的葡萄糖不能进入细胞进一步代谢，导致血糖升高，并有部分糖经肾脏从尿中排出。糖尿病导致人体内糖、脂、蛋白质、水和电解质代谢紊乱，并可造成眼、肾、心脏、脑、神经和皮肤的损伤。

糖尿病的治疗一般是膳食治疗、药物治疗、运动治疗、教育和心理治疗、病情监测五方面综合治疗，以膳食治疗最为重要。

（1）控制每日膳食总热量，这是膳食治疗的总原则，其他措施不得与此相违背。

（2）限制精制糖的摄入。

（3）多吃含糖低而新鲜的蔬菜和水果，以供给充足的无机盐和维生素。

（4）限制脂肪和胆固醇摄入量，选用大豆、鱼、兔、禽、瘦肉作为蛋白质来源，少食肥肉、内脏和蛋黄。

（5）食物多样化，合理进餐。

（6）重症病人的膳食应在医生或营养师的监护下进行。

（二）痛风膳食治疗原则

痛风是嘌呤代谢紊乱，导致过多的尿酸及盐存在于血液和组织，使脚或手的关节产生疼痛性肿胀。痛风是一种遗传性疾病，常有家族化倾向。其膳食治疗原则如下：

1. 禁止食用含嘌呤多的食物

食物含嘌呤情况如表 4－1 所示。

表 4－1　　食物含嘌呤情况

很少或不含嘌呤食物	含嘌呤较少的食物	含嘌呤较高的食物	含嘌呤极高的食物
米、面及其制品，其他谷类；乳类及其制品；蛋类及其制品；各类水果和干果；各类蔬菜；糖果、饮料；油脂	花菜、黄花菜、韭菜花、蘑菇、豌豆、菠菜、四季豆、三文鱼、鳝鱼、金枪鱼、虾、蟹、牡蛎	鲤科鱼类、鳕鱼、鳟鱼、比目鱼、贝壳类水产品、牛肉、猪肉、羊肉、肉汤、禽类及其制品、鸡汤、小扁豆等	胰脏、动物内脏、大脑、鱼子、凤尾鱼、肠胃

2. 急性发病期的膳食

（1）选用不含嘌呤的食物。

（2）多选牛奶、鸡蛋、精米、精面、蔬菜、水果。

（3）限制脂肪的摄入。

（4）多饮水。

（5）禁酒。

3. 慢性痛风的膳食

（1）选用无或低嘌呤食物。

（2）禁止食用高嘌呤食物。

（3）多食绿色和黄色蔬菜。

（4）维持正常体重。

（5）限脂、禁酒、多饮水。

（6）食物清淡，少用调味品。

四、高血压病人的营养与膳食

高血压是指动脉血压持续升高到一定水平而导致对健康产生不利影响或引发疾病的一种状态。动脉血压过高必然增加心脏负担，引起心脏扩大、肥厚，最后导致心力衰竭。临床上常见的高血压性心脏病和肺源性心脏病就是由主动脉或肺动脉长期高压造成的。此外，高血压长期作用于动脉管壁，可造成血管内膜的损伤和破坏，导致动脉粥样硬化或破裂。因此，保证动脉血压的相对稳定，对维持正常生命活动是十分重要的。高血压病人在营养与膳食方面应注意以下情况：

（1）食盐摄入过多可导致体内钠潴留，使血压升高。

（2）钾可增加钠的排出而降低血压。

（3）高钙膳食有利于降低血压，可能与其利尿作用有关，还与可扩张血管的降钙素分泌增加有关。

（4）脂肪与碳水化合物摄入过多会导致机体能量过剩，发胖使血脂升高、血液黏滞系数增大、外周血管阻力增大，使血压升高。

（5）维生素 C 可改善血管弹性，降低外周压力，有一定降压作用。

（6）膳食纤维具有降低血清甘油三酯和胆固醇的作用，有一定的降压作用。

（7）应经常食用具有调节血压作用的食物。如：

①洋葱。洋葱含有可降低胆固醇的环蒜氨酸和含硫化合物的混合物，还含有前列腺素和能激活血溶纤维蛋白活性的成分，能降低外周血管和冠状动脉的阻力，降低血压。

②富含钙、富含钾的食物。这些食物包括大豆及其制品、牛奶、香蕉。

③山楂。山楂的花、叶、果都含降压成分，可降低血管运动中枢兴奋性而使血压下降。

④苹果。苹果中含有大量维生素 C 和丰富的锌，可促使体内钠盐的排出，使血压下降。

⑤其他。芹菜、海带、慈姑、黑木耳、灵芝、香菇、菊花、甜叶菊、柏叶、大蒜、玉米须、蚕豆花、黄瓜藤和猪胆汁等，均对血压具有调节作用。

对降低高血压有效的水果

1. 香蕉

富含钾，有利尿降压作用；香蕉含维生素 P，可增强血管壁的弹性，可防治高血压病引起的脑出血。

2. 甜瓜

又叫香瓜，含钾丰富，有利尿降压之效；还含腺苷，有抗凝作用，可溶解血栓、降低血黏度、生津健胃、消除胀满。

3. 柿子

含大量糖类、胡萝卜素、维生素 C、维生素 B、维生素 P 和多种矿物质。治疗高血压、动脉硬化和痔疮出血等效果很好。但糖尿病人忌食。

4. 山楂

可促进脂肪分解，有抑菌、降血脂、强心、扩张血管、降血压等作用。

5. 菠萝

有利尿作用；对高血压水肿、血栓症有一定的疗效，有改善血液循环、消除水肿和炎症的良好作用。

6. 西瓜

西瓜汁能消烦、止渴、利尿、降血脂、软化血管、降血压。

（资料来源：百度百科，有删节）

五、防癌的营养与膳食

我们把人体某一部分组织细胞长期不正常地增生所形成的新生物称为肿瘤。肿瘤又分为良性和恶性两种，癌便是恶性肿瘤。膳食中既有抗癌因素，又有诱癌因素，治疗癌症应从预防着手。

（一）具有抗癌作用的食物

1. 茶

茶尤其是绿茶含有较多的茶多酚，对肿瘤有预防作用。

2. 蔬菜和水果

蔬菜和水果中有多种抗癌成分，以下种类的作用较明显：

（1）十字花科蔬菜对预防结肠癌、直肠癌有作用，常见的有大白菜、莲花白、花菜。

（2）葱属植物对预防胃癌、结肠癌、直肠癌有作用，主要有大蒜、洋葱、大葱、小葱、韭菜。

（3）绿叶蔬菜和深色蔬菜有抗癌作用，如苋菜、豆苗、菠菜、冬寒菜、空心菜、芥菜、胡萝卜、番茄、辣椒等。

（4）蘑菇中的多糖有抗癌作用，主要有香菇、猴头菇、银耳、木耳、灵芝、金针菇等。

（5）柑橘类水果可预防消化道癌症。

3. 大豆及其制品

大豆中的黄酮类对乳腺癌、胰腺癌、肺癌、结肠癌等有预防作用。

（二）具有诱癌作用的饮食

具有诱癌作用的饮食主要有以下几种类型。

（1）食用烧焦、烟熏、盐渍、腌制食物。长期食用这些食物，受到致癌物苯并芘、亚硝胺的污染，使患骨癌、食管癌、肺癌的危险增加。

（2）饮酒。有证据表明，酒精可增加患咽喉癌、食管癌、肝癌、结肠癌、直肠癌、乳腺癌和肺癌的危险性。

（3）含大量红肉（牛、羊、猪肉）的膳食可能增加结肠癌、直肠癌的危险性。

（4）不良饮食习惯。三餐不按时、暴饮暴食、进餐过快、进餐时经常生气、喜吃烫食和重盐，都使患癌的危险性增加。

（三）防癌的膳食原则

膳食中掌握一定的原则，可有效地防止癌症的发生。

（1）食物多样化，以植物性食物为主，多吃深色蔬菜、水果、豆类及其制品、粗粮。

（2）保持适宜体重，避免过轻或过重，通过控制饮食、增加运动，使体重相对稳定，如出现突然的体重急剧变化，可到医院检查。

（3）尽可能选择鱼禽肉类，限制牛、羊和猪肉的食用量。

（4）清淡少盐、少烟酒。

（5）吃新鲜天然的绿色食品。吃新鲜未变质的食物，少食用有添加剂和受农药等化学药物污染的食物，少吃烧烤、烟熏食物，少吃腌菜、泡菜，不用沥青加工食物或在柏油路上晒食物，不吃霉变的食物。

场景回顾

因为客人患有糖尿病，小张应特意避免一些含糖量比较高的食物，有一些针对糖尿病人设计的菜，比如说苦瓜炖豆腐、南瓜虾皮汤等，这些菜适合糖尿病人在夏天食用。此外，糖尿病人适宜吃高纤维的食物，比如米饭、馒头以及一些粗粮，还有豆制品等。

项目小结

本项目讨论了不同人群的营养需求和膳食指南，包括不同年龄阶段、不同生理状态的人群、身处特殊环境和从事特殊作业的人群。人们由于处于不同的国家、不同的社会，且经济状况不同、民族不同，以及性别、年龄、职业和健康状况不同等，所需求的营养素种类、数量各不相同。因此，作为旅游从业者，在组织宾客进餐时，要按进餐者的具体情况合理安排膳食，以提高食品质量，保证宾客的身体健康。

思考与练习题

一、单项选择题

1. 肥胖病人的饮食中应该注意避免（　　）。

A. 咖啡　　B. 单糖食物　　C. 辣椒　　D. 以上各项

2. 对于高脂血症、动脉粥样硬化、冠心病患者，以下食物中有助于降低胆固醇的是（　　）。

A. 绿茶　　B. 香菇　　C. 大蒜　　D. 以上各项

3. 在体内是最有效、最快捷的供能形式，产物是二氧化碳和水的营养素是（　　）。

A. 糖　　B. 蛋白质　　C. 脂肪　　D. 矿物质

4. 对于参加比赛的运动员，比赛当天的饮食应该注意（　　）。

A. 体积大　　B. 不易消化　　C. 高热量　　D. 刺激性

二、简答题

1. 哺乳期妇女对营养素的需求量增加，为从食物中获得足够的营养素，达到合理膳食的要求，应注意哪些方面？

2. 简述肥胖对健康的危害。

3. 简述防癌的膳食原则。

项目五　合理营养与科学膳食

任务导入

食物是人体必需营养的最佳来源，只有建立科学的饮食结构，才能保障饮食的科学、合理。一般来说，中国人的饮食来源比较丰富。但是，由于地域的差异，中国人的饮食结构并不理想。饮食习惯中的“口味”与“嗜好”等问题，决定了其饮食结构的不合理性与盲目性。只有真正了解食物的营养特点，掌握补充营养的一定技巧，并重视合理烹调，减少营养素损失，才能获得食物补益的理想效果。

学习目标

- 了解平衡膳食的概念和基本要求
- 掌握中国居民平衡膳食宝塔的内容
- 了解《中国居民膳食指南》的内容和意义
- 了解营养素在食物烹调中的变化
- 熟悉膳食中各种营养素的关系

任务场景

一天早上，在某五星级酒店中餐厅实习的丽丽和往常一样，正在中餐厅为宾客提供服务，突然，有顾客向丽丽提出，想在酒店吃一次科学搭配的营养早餐。平时很少有客人提这样的要求，丽丽刚来酒店不久，尚缺乏相关的营养知识，不敢贸然为客人提供服务，客人见丽丽迟迟不能为他点菜，似乎有些失望。

丽丽该怎么做?

任务一　了解膳食结构和平衡膳食

一、平衡膳食及其基本要求

平衡膳食，又称合理膳食或健康膳食，是指能够提供适宜人体热能和各种营养素需要的膳食。膳食中主要食物种类和数量的组成，称为膳食结构或膳食模式，或食物组成。膳食结构是评价膳食质量与营养水平的基本要素，也是衡量一个国家和地区农业水平和国民经济发展程度的重要标志之一。平衡膳食的基本要求：

（1）保证人体能量平衡。

（2）供给种类全面的各种营养素。

（3）满足营养素数量、比例的平衡。

（4）食物组成要全面。

（5）重视食物的合理搭配。

（6）重视合理烹调，减少营养素损失。

总之，平衡膳食是通过膳食人群的食物组成及个人每日、每月、每年实际摄入的食物来实现的。保证平衡膳食营养、卫生、好吃、易于消化吸收，是维持机体良好营养健康状态、改善亚健康营养状态的首要条件。

二、国外常见的膳食模式的特点

膳食模式是指人们摄入的主要食物种类和数量的组成。不同国家、不同地区、不同饮食习惯、不同民族，甚至不同经济条件，居民膳食模式及食物消费类型均各不相同，根据平衡膳食的概念和当今世界膳食模式的特点，将膳食模式分成以下几类：

（一）平衡膳食模式

以日本、新加坡为代表的居民膳食模式。不但继承了东方国家重视以摄入谷类为主要热能来源的优良传统，而且避免了欧美发达国家以动物性食物为主的营养弊端，合理地供给一定数量的动植物食品，以达到全面、合理地摄取热能和各种营养素的目的，这种膳食模式基本上属于平衡膳食。例如，日本居民每日总热能摄入达 10.46MJ（2500kcal）左右，蛋白质 80g 左右，其中动物性食物的优质蛋白达 48%，脂肪热能占总热能的百分比低于 30%，人均年谷类消费 110kg、动物性食物消费 135kg 左右，其膳食结构基本符合平衡膳食的要求。

（二）不平衡膳食模式

1. 欧美膳食模式

这是以欧美国家为代表的发达国家的膳食模式。其动物性食物成为热能主要来源，每天摄入的总热能在14.64MJ（3500kcal）以上，蛋白质100g左右，动物蛋白占50%以上，脂肪占总能量的百分比为35%~48%。每年的肉、蛋、奶消费量达270kg左右，而谷类的年消费量在75kg左右，是比较典型的“三高”型（即高脂、高蛋白、高热能）膳食结构。

2. 发展中国家膳食模式

这是以非洲某些不发达国家处于贫困线以下的人群为代表的膳食模式。每人平均每天热能摄入量不足8.79MJ（2100kcal），蛋白质占总热能的比例低于10%，每日不足50g，碳水化合物占总热能的比例高达76.6%，由于总热能摄入量的不足，人体处于长期饥饿状态。每年的动物性食物消费量仅5kg左右，奶类38kg左右，谷物薯类150kg左右，导致多数民众处于温饱线以下，表现出极度的营养不良，是比较典型的热能、蛋白质不足的膳食结构。

3. 其他膳食模式

其他膳食模式主要是指“纯素食”“纯荤食”或个人“偏食”的膳食人群。

三、我国膳食结构的特点

在人类发展史上，我国人民不光在文化科学方面作出过很多卓越的贡献，而且在饮食和食品营养方面也有很多符合现代营养学观点的重要论述。我国的烹调技术更是驰名世界。我国的传统膳食除了以色、香、味俱佳的优点早已在世界范围内享有盛名，近年来，国内外一些营养学家还发现，中国的膳食在避免西方膳食模式所带来的所谓“文明病”方面很有效果。与西方相比，中国传统膳食的特点如下：

（一）以植物性食物为主

一般来说，我国传统膳食以植物性食物为主、动物性食物为辅，荤素结合，各种营养素的比例较适合成年人身体所需。据分析，在我国人民的膳食中，谷类食物占膳食总能量的60%~75%，蔬菜和薯类占15%~30%，鱼、肉、蛋及豆类占10%~15%。

（二）粗纤维含量丰富

我国南方一年四季都有新鲜蔬菜供应，而北方则以薯类和根茎类蔬菜居多，这种膳食的粗纤维含量十分丰富。相反，在以动物性食物和精制食品为主的西方国家，膳食中粗纤维的含量就很低，平均每人每日仅4g。从许多流行病学调查资料看，某些癌症的发生与这种高脂肪、低纤维的饮食习惯关系很大。

（三）我国膳食结构的缺陷

我国的传统膳食结构也有缺点，这就是谷类食物的摄入量过多，动物性食物和豆类食物的摄取量太少，并且缺少奶类食品。全国营养调查结果显示，我国居民膳食质量明显提高，表现在：我国城乡居民对能量及蛋白质的摄入得到基本满足，肉、禽、蛋等动物性食物消费量明显增加，优质蛋白比例上升。但还不能说我国的膳食结构已达到平衡，目前我国的膳食结构与较为理想的平衡膳食还有差距。

四、改进我国膳食结构的注意事项

随着我国人民生活水平的提高，宣传和改进我国传统的膳食结构势在必行。也就是在上述食物组成的基础上，应考虑以下几方面的改进：

（一）发扬我国膳食结构的长处

我国传统膳食以谷类为主，同时发展肉、蛋、奶和水产品的生产，增加动物性食品的消费量；开发利用植物蛋白质新资源，特别是大豆蛋白质，提高我国居民每日膳食蛋白质整体质量。

（二）调整动物性食物结构

必须调整动物性食物结构，尽量品种多样化，增加乳、蛋、禽、鱼、海产品等，这是“以质补量”，是优化内陆地区居民膳食质量的重要措施。海产品、乳制品营养价值一般都高于或优于非海产品和豆类食品，那些经济条件好，或已经达到小康水平的居民及家庭，首先应当把鲜活海产品、乳制品引入日常膳食和家庭餐桌，而不是以尽早享受高档酒、烟、饮料、化妆品、汽车等为时尚，切莫将健康与享乐本末倒置。

（三）开发具有特殊营养的食品资源

让具有营养和食疗保健功能的如魔芋类、乳酸菌等发酵类食品、菌类食品、蜂蜜类食品、花粉类食品、绿色食品进入餐厅和家庭，提高我国膳食食物的营养和保健功能。

（四）针对特殊人群开发营养强化食品和保健食品

针对老人、幼儿开发富含优质蛋白、钙、铁、锌、硒、维生素A、维生素D等的营养强化食品、母乳化食品；针对特殊人群开发宇航员食品、学生奶、学生营养餐等；针对病人开发药膳，降血糖、降血脂、降胆固醇、高膳食纤维保健食品。

（五）变废弃原料为新食品资源

将某些营养价值高、可以再利用的废弃原料，如谷类加工中的米糠、麦麸、某些种子或果实、豆渣以及动物骨、血等废弃原料开发成的胚芽食品或果肉食品。

五、我国的平衡膳食宝塔

中国居民平衡膳食宝塔（简称“平衡膳食宝塔”）是根据中国居民膳食指南，结合中国居民的膳食结构特点设计的。它把平衡膳食的原则转化成各类食物摄入的数量，用比较直观的宝塔形式表现出来，便于群众理解和在日常生活中实行。

中国居民平衡膳食宝塔（2016）如图5－1所示，平衡膳食宝塔共分五层，包含我们每天应吃的主要食物种类。宝塔各层位置和面积不同，这在一定程度上反映出各类食物在平衡膳食中的地位和应占的比例。

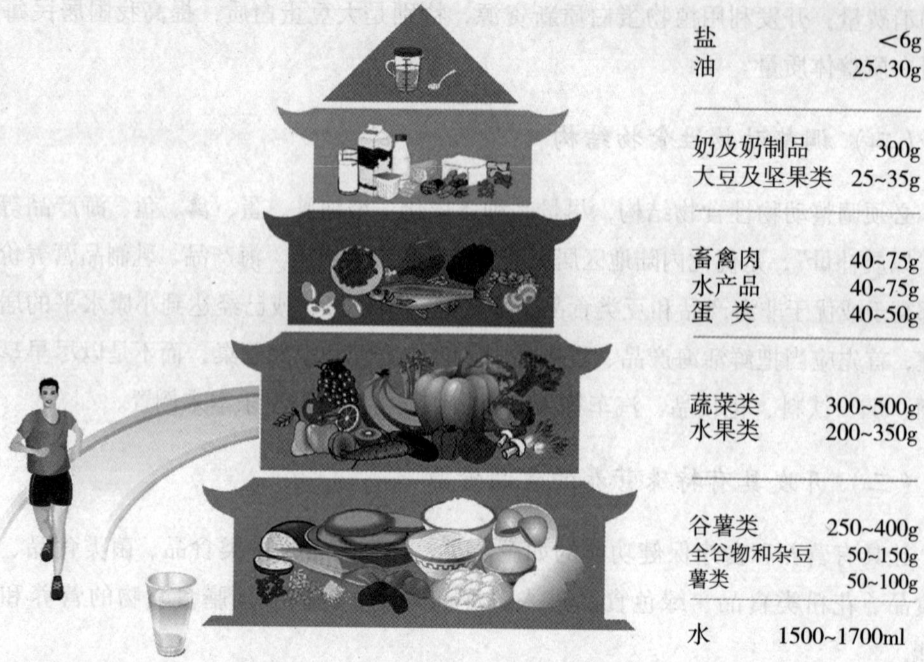
盐 <6g
油 25~30g
奶及奶制品 300g
大豆及坚果类 25~35g
畜禽肉 40~75g
水产品 40~75g
蛋 类 40~50g
蔬菜类 300~500g
水果类 200~350g
谷薯类 250~400g
全谷物和杂豆 50~150g
薯类 50~100g
水 1500~1700ml
每天活动6000步

图5－1 中国居民平衡膳食宝塔（2016）

注：本图中提供的信息来自中国营养学会。

（一）底层

谷薯类食物每人每天应该摄入250～400g。谷类是面粉、大米、玉米粉、小麦、高粱等的总和，它们是膳食中能量的主要来源，在农村地区往往也是膳食中蛋白质的主要来源。多种谷类搭配着吃比单吃一种好，特别是以玉米或高粱为主要食物时，应当更重视搭配一些其他的谷类或豆类食物。加工的谷类食品如面包、烙饼、切面等，应折合成相当的面粉量来计算摄入量。

（二）第二层

第二层是蔬菜类和水果类，每天应分别摄入300～500g和200～350g。蔬菜和水果经常放在一起研究，是因为它们有许多共性；但蔬菜和水果终究是两类食物，各有优势，不能完全相互替代。尤其是儿童，不可只吃水果不吃蔬菜。蔬菜、水果的重量按市售鲜重计算。一般说来，红、绿、黄色较深的蔬菜和深黄色水果含营养素比较丰富，所以应多选用深色蔬菜和水果。

（三）第三层

第三层是鱼、禽、肉、蛋等食物，每天应该摄入120～200g（水产品40～75g，畜禽肉40～75g，蛋类40～50g）。鱼、禽、肉、蛋归为一类，主要提供动物性蛋白质和一些重要的矿物质和维生素。但它们彼此间也有明显区别，鱼、虾及其他水产品脂肪含量很低，有条件可以多吃一些。这类食物的重量是按购买时的鲜重计算的。肉类包含畜肉、禽肉及内脏，重量是按屠宰清洗后的重量来计算。这类食物尤其是猪肉脂肪含量较高，所以生活富裕时也不建议摄入过多肉类。蛋类含胆固醇相当高，一般每天食用一个较为合理。

（四）第四层

第四层是奶类和豆类食物，每天应摄入奶及奶制品300g，大豆及坚果类25～35g。当前奶及奶制品主要包含鲜牛奶和奶粉。大豆及坚果类涵盖许多品种，宝塔建议的数值是个平均值，根据其提供的蛋白质可折合为大豆40g。

（五）第五层

第五层是塔尖，此层食品是精纯食品，每天烹调油的摄入不超过30g，食盐不超过6g。膳食宝塔没有建议食糖的摄入量，因为我国居民平均食糖量还不算太多，对健康的影响还不大。但多吃糖有增加龋齿的危险，尤其是儿童、青少年，不应食用太多的糖和含糖高的食品及饮料。

中国居民平衡膳食宝塔（2016）相对于2013版，强调足量饮水和增加身体活动的重要性，建议在温和气候条件下生活的轻体力活动成年人每日至少饮水1500～1700ml（约8杯）。在高温或强体力劳动条件下，饮水量应适当增加。饮水不足或过多都会对人体健康带来危害。饮水应少量多次，要主动，不要感到口渴时再喝水。我国大多数成年人身体活动不足或缺乏体育锻炼，应改变久坐少动的不良生活方式，养成天天运动的习惯，坚持每天多做一些消耗体力的活动。建议成年人每天累计进行相当于步行6000步以上的身体活动，如果身体条件允许，最好进行30min中等强度的运动。

任务二　了解烹调中的营养知识

一、烹调加工对营养素含量的影响

（一）烹调加工对各类食物营养素含量的影响

1. 谷类食物营养素在烹调中的损失

在淘洗时，可发生营养素的损失，特别是水溶性维生素 B_1 和 B_2，以及维生素PP和矿物质，一般维生素 B_1 可损失29%～60%，维生素PP和矿物质可损失23%～25%。米淘洗次数越多、浸泡时间越长、水温越高，上述营养素的损失也越多。

不同的烹调方法也会对营养素含量有影响，如煮饭时加热，维生素 B_1 可再损失原含量的17%，维生素PP损失21%。用酵母发酵法蒸馒头时，维生素 B_1、B_2 和维生素PP的含量变化不大。烙饼时维生素 B_1 和维生素PP损失不超过10%，而维生素 B_2 损失20%。水煮面时维生素 B_1 和 B_2 损失约35%。炸油条时，因为既有高温又加了碱，可使维生素 B_1 全部被破坏，维生素 B_2 和维生素PP损失为45%左右。

2. 蔬菜类食物营养素在烹调中的损失

急火快炒对维生素C的损失最少，总维生素C的保存率为60%～70%，胡萝卜素变化更小，可保留76%～94%。如将菜在开水中焯过再炒，则维生素C的损失很大，小白菜的总维生素C仅保存16.7%。若为煮菜，将开水烧开后再放入菜，维生素C保存率可达到81%。

烹调前蔬菜的存放时间越长因维生素C被氧化而造成的损失也越多。

3. 动物性食物营养素在烹调中的损失

肉、蛋等动物性食品烹调后，除维生素外，一般营养素的变化不大。猪肉中的维生素 B_1 在红烧、清炖时损失最多，为60%～65%；蒸和炸次之，约为45%；炒时损失最少，约13%。维生素 B_2 的损失以蒸时最高，约87%；其次为清炖和红烧，约40%；炒肉丝时损失最少，约20%。

炒猪肝时维生素 B_1 的损失为32%，而维生素 B_2 几乎可全部保留。鸡蛋在炒、煮时维生素 B_2 的损失很少，为7%~13%，而维生素 B_1 的损失可达22%。

（二）各种烹调方法对营养素的影响

日常饮食中我们总会偏爱某种口味，如有人爱吃炒菜，有人爱吃油炸食品，有人爱吃烧烤。因为烹调方法不同，食物中各种营养素的损失程度也不同。下面介绍几种烹调方法对营养素的影响。

1. 煮

煮是指将原料或经初步熟处理的半成品，切配后放入大量的汤汁，先用旺火烧沸，再用中小火烧熟调味成菜的烹调方法。煮制的菜肴具有汤多汁浓、汤菜合一、口味新鲜的特点。鱼、猪肉、豆制品、蔬菜等原料都适合煮制菜肴。典型的煮制菜肴如“大煮干丝”“水煮肉片”等。

煮会引起糖类及蛋白质部分水解，对脂肪则无显著影响。分解的糖类及蛋白质有利于消化吸收。但水煮往往会使水溶性维生素（如维生素B、维生素C）及无机盐（钙、磷等）溶于水中。在煮沸的过程中，时间长短、食物的处理方法对营养素的损失有较大影响，如延长煮的时间，维生素C会急剧损失。对大多数蔬菜来说，维生素C的损失随烹调时间的延长而增加。又如，食物的表面积越大，它们溶解在水中或汤中的水溶性营养素就越多。这是因为把食物切细，增加了食物的表面积，也使食物中的一些酶释放，增加了食物与酶接触的面积和机会，而这些酶对一些营养素会产生分解作用。

2. 蒸

蒸是指将经加工切配、调味盛装的原料，利用蒸气加热，使之成熟或软熟入味成菜的烹调方法。蒸的菜肴具有原形不变、原味不失、原汤原汁的特点。其适用范围非常广泛，无论是大型原料或小型原料，还是质老或质嫩的原料，都可以运用此法成菜。根据蒸制菜肴的具体方法及其风味特色的区别，通常又分为清蒸、粉蒸和旱蒸3种，典型菜肴有“清蒸鲫鱼”“粉蒸排骨”“八宝果饭”等。

3. 炖

炖是指把经过加工处理的大块或整形原料放入炖锅或其他陶瓷器皿，掺足热水，用小火加热至熟软酥糯的烹调方法。炖制成的菜肴有汤多味鲜、原汁原味、形态完整、软熟不烂的特点，适合炖菜的原料以鸡、鸭、猪肉、牛肉为主，典型菜肴有“清炖牛肉”“墨鱼炖肉”等。

炖时发生的营养变化与沸煮相似，但是速度较慢，有大量可溶性物质溶解于汤中。因而炖熟的鱼缺乏香味，营养价值也比鲜鱼低。如果把炖熟的食物汁汤用作调味汁，就可以避免汁汤中营养素的损失。此外，炖时使用的温度较低，食物中的蛋白质变性温和，处于最好消化的状态，不溶于水的坚韧的胶原蛋白转变成可溶的白明胶，使汤具有黏性，食物变得柔嫩。所以，炖煮法特别适合于含结缔组织多的肉类原料。

4. **炒**

炒是将切配后的丁、丝、片、条、粒等小型原料，用适量油以旺火快速烹制成菜的烹调方法，其主要特点是汤汁适中、清脆滑嫩。炒菜一般都是旺火速成，能使原料的营养素不受损失或少受损失。根据工艺特点和成菜风味的不同，炒又分为滑炒、软炒、生炒、熟炒。典型菜肴有“鱼香肉丝”“清炒韭菜”“回锅肉”等。

在各种炒法中，凡经蛋清或湿淀粉浆拌的原料，营养成分不会有什么损失。配料通常是蔬菜，其中维生素 C 损失较大，其他没有什么损失。生炒法则对营养素损失较大，除维生素外，蛋白质因受干热而严重变性，影响消化，降低吸收率。一般来说，旺火急炒是较好的烹调法。绿叶菜中含有大量胡萝卜素，它是脂溶性的，直接食用吸收率低，但用油烹制后能提高吸收率。

5. **炸**

炸是用大量食油作传热介质，用旺火加热使原料成熟的烹调方法，其特点是用油量多、火力旺、原料多挂糊、成品无芡汁等。一般原料在烹制前多需用盐、料酒、胡椒粉、味精等调味品腌渍，再根据具体烹调要求挂糊后下锅用油炸制。根据挂糊情况和过油方式，炸又可分为清炸、干炸、软炸、酥炸、卷包炸等方法。典型菜肴有“清炸里脊”“干炸丸子”“软炸大虾”“香酥仔鸭”“蛇油纸包鸡”等。

炸的油温度较高，所以对一切营养素都会造成不同程度的损失。蛋白质可因高温炸焦而严重变性，脂肪也因炸而受破坏。对蔬菜来说，油炸比沸煮损失的维生素多一些，炸熟的肉会损失一些 B 族维生素。挂糊油炸是保护营养素、增加滋味的一种好办法。它使原料不与热油直接接触，使原料的蛋白质、维生素减少损失，原料所含的汁液、鲜味也不容易外溢，故原料虽经油炸，但外焦里嫩，别有风味。

6. **烤**

烤分暗火烤和明火烤两种。明火烤即在火上直接烤原料，如“烤羊肉串”等。因火力分散，故烤制时间较长，从而使维生素 A、维生素 B、维生素 C 受到很大的损失，也可使脂肪受损失。另外，烤还会产生致癌物质苯并芘，苯并芘的含量与烤的时间成正比，3h 以下的烘烤影响很小。暗火烤又叫烘，炉内保持高温，使原料的四周均匀受热，容易烤透。与明火烤相比，它对营养素破坏较小。典型菜肴如“烤鸭”“烤乳猪”等。

7. **焖**

焖是指经炸、煎、炒、焯水等初步熟处理的原料，掺入汤汁烧沸，撇去浮沫，放入调味品，加盖儿，再用中小火慢烧，使之成熟并收汁至浓稠成菜的烹调方法。焖法制成的菜肴具有形状完整、汁浓味醇、熟软醇鲜或软嫩鲜香的特点。适合焖菜的原料主要有鸡、鸭、鹅、兔、猪肉、鱼、蘑菇等。焖的烹调方法根据色泽和调味的区别，细分为黄焖、红焖、油焖 3 种。典型菜肴有“黄焖鲈鱼”“蚝油焖鸭”“油焖大虾”等。

8. **熘**

熘是将切配后的丝、片、丁、块等小型或整型（多属鱼虾、禽类）原料，经油滑或油炸、蒸、煮的方法加热成熟，再用芡汁粘裹或浇淋成菜的烹调方法。熘的菜肴一般芡汁较多，根据操作技巧的不同，有炸熘、滑熘、软熘 3 种。典型菜肴有“松鼠鱼”“滑熘肉片”“西湖醋鱼”等。

在炸熘、滑熘时，原料的外面裹上一层糊或浆，在加热时形成焦脆的外壳或薄膜，可使原料所含的汁液、鲜味不外溢。这样，不但保护了营养素少受损失，而且增加了风味。软熘时，一般先要用蒸法将原料加热至熟，食物与水的接触少，可溶性物质的损失也就比较少。但是，加热时间较长，维生素 C 分解则较多。

9. **爆**

爆是指将脆韧的、经刀工处理的动物性原料，投入中等油量的热油锅或沸水、沸汤滑熟捞出，再炝锅倒入主料，淋上事先兑好的芡汁，快速翻炒成菜的一种烹调方法。爆制的菜肴具有形状美观、嫩脆清爽、紧汁亮油的特点，适宜于爆的原料多为具有韧性和脆性的猪腰、肚、鲍鱼等。典型菜肴有“酸辣鱿鱼卷”“油爆双脆”等。

这种烹调方法动作快速，旺火热油，一般是原料先经鸡蛋清或湿淀粉上浆拌匀，再下油锅滑散成熟，原料的营养成分因蛋清或湿淀粉形成的薄膜保护没有什么损失。

10. **烹**

烹就是将新鲜细嫩的原料切成条、片、块形后挂糊（或不挂糊），用旺火温油炸至金黄色，外酥里嫩时捞出，炝锅后投入熟料，随即烹入兑好的调味汁，颠翻成菜的烹调方法。烹的烹调方法都要先经油炸，再烹入事先兑好的不加淀粉的调味汁，故有“逢烹必炸”之说。烹的特点是菜肴外酥香、里鲜嫩、爽口不腻。适合烹的原料主要为新鲜、易熟、质地细嫩的大虾、鱼肉、仔公鸡、猪牛羊肉、兔肉等。典型菜肴有“炸烹鸡条”“炸烹大虾”等。

11. **烧**

烧是将经切配加工熟处理（炸、煎、煮或焯水）的原料，加入适量的汤汁和调味品，先用旺火烧沸，再用中小火烧透至浓稠入味成菜的烹调方法。按工艺特点和成菜风味，烧可分红烧、白烧和干烧等。典型菜肴有“红烧肉”“白汁菜心”“干烧鱼”等。

用该法时，主料先要经煎或炸，故蛋白质、脂肪、维生素都有不同程度的损失。而烧的时间长短，又可影响维生素 B、维生素 C 的含量。但食物经烧制后，会有利于消化吸收。

12. 扒

扒是将初步熟处理的原料，经切配后整齐地码放成形，放入锅内，加入汤汁和调味品，烧透入味，勾芡，保持原形装盘的烹调方法。扒菜有选料精细、讲究切配、原形原样、不散不乱、略带卤汁、鲜香味醇的特点。扒菜所用的多为一些经预加工的高档原料，如鱼翅、海参、鲍鱼等。扒的方法，根据色泽可分为红扒、白扒。典型菜肴有“红扒鱼翅”“白扒鱼翅”等。

13. 烩

烩是指将多种易熟或初步熟处理的小型原料一起放入锅内，加入鲜汤、调味品，用中火加热烧沸入味，再勾芡成菜的烹调方法。烩菜具有用料品种多、汤汁多、色泽鲜艳、菜汁合一、清淡鲜香、滑腻爽口的特点。适合烩的原料以鸡肉、鱼肉、虾仁、冬笋等质嫩原料为主。典型菜肴有“植物四宝”“大烩海参”等。扒、烩对营养素的影响与烧相似。

14. 煨

煨是指把经炸、煸、炒或焯水等初步熟处理的原料掺入汤汁，用旺火烧沸，撇去浮沫，放入调味品，加盖儿，再用微火长时间慢烧成菜的烹调方法。煨法制成的菜肴具有形态完整、味醇汁宽、熟软酥香的特点。适合煨的原料以鸡、鸭、鹅、猪肉、牛肉为主。典型菜肴有“红煨方肉”“红煨八宝鸡”等。

15. 煎

煎是指把少量油加入锅内，再放入经加工处理成泥、粒状的饼或挂糊的片形等半成品原料，用小火煎熟并两面煎至酥脆呈金黄色而成菜的烹调方法。煎的菜肴具有色泽金黄、外酥脆、内鲜嫩的特点。该做法适用于猪肉、牛肉、鸡、鸭、鱼、虾、鸡蛋等原料。典型菜肴有“生煎牛肉饼”“鱼香虾饼”等。

煎用油少，可是油的热含量大，温度比煮、炖高，对保护维生素不利。若在原料外裹上一层糊，则能减少维生素的损失。其他主营养素无严重损失。

16. 拔丝

拔丝是指把经油炸的半成品放入由白糖熬制的能起丝的糖液内粘裹挂糖而成菜的烹调方法。半成品挂好糖液后，将其中几块相互黏结的菜肴拉开，随即糖液会拔出糖丝，故名拔丝。拔丝的菜呈琥珀色，具有明亮晶莹、外脆里嫩、口味甜香的特点。该做法适用于香蕉、苹果、山楂、橘子、土豆等原料。典型菜肴有“拔丝香蕉”“拔丝土豆”等。

17. 蜜汁

蜜汁是指将白糖、蜂蜜用清水熬化收浓汁，放入已加工处理的原料，经熬或蒸使之甜味渗透、质地酥糯，再收浓糖汁而成菜的烹调方法。蜜汁菜肴具有色泽美观、酥糯香甜的特点。该做法适用于香蕉、莲子、苹果等原料。典型菜肴有“蜜汁苹果”“蜜汁汤丸”等。

二、保护食物中营养素的措施

时至今日，人们在饮食方面不仅仅追求口感的鲜美，更讲究营养与健康，从食物的采购开始，到加工、清洗、制作和储存的各个阶段，无不关系着全家人的健康。但在烹调的过程中，要注意保护好营养素。

（一）要避免“精加工”

大白菜、圆白菜的外层绿叶，维生素 C 含量比“芯部”高出几倍至十几倍，芹菜叶中的维生素 C 含量比茎部高出 7～15 倍。但有些人加工大白菜和圆白菜时偏爱将外层的绿叶扔掉，加工芹菜时将根和叶全部扔掉，只吃茎部，这就大大减少了机体的维生素摄入量。

（二）先洗菜后切菜

蔬菜宜先洗后切，且要在烹调之前“现”切，不要切后再洗。蔬菜先洗后切与切后再洗，营养差别很大。以新鲜绿叶蔬菜为例，在洗切后马上测其维生素 C 即可测出流失，切后浸泡 10min 会损失约 18.5% 的维生素 C，切后浸泡 30min 则维生素 C 会损失 30% 以上。因此，大家切菜时一般也不宜太碎，同时，如可用手撕开就要尽量少用刀，因为铁会加速维生素 C 的氧化。

（三）现吃现买最新鲜

食物都有保鲜期，最多保存 3 个月。以鱼为例，有研究表明，放在 −18℃可保存 3 个月，鱼所含营养素的损失非常明显，尤其是维生素 A 和维生素 E，大概会损失 20%～30%。蔬菜、水果也应该现买现吃，每放置一天所含维生素就会减少。因此，要趁着食物还新鲜时吃，别等到营养流失了再吃。

（四）大鱼大肉应适量食用

由于肉类都是酸性食物，因此常吃大鱼大肉的人体质易呈酸性。当体内酸碱度严重失衡时，身体就会动用两种主要的碱性物质——钠和钙加以中和。有两个实验证实了这一点，一天吃含80g蛋白质的膳食，有37mg钙流失；而一天吃含240g蛋白质的膳食时，外加额外补充1400mg钙，还是会流失137mg钙。

因此，建议大家在日常饮食中应注意酸碱平衡，适量食用鱼和肉，即使是喜欢吃，也要多搭配一些新鲜蔬菜和水果。

（五）少“炒”多“蒸煮”

烹调方法不同，食物中各种营养素的流失程度也不同。那么，怎样减少食物中的营养素在烹调过程中的流失呢？高温炒除了使维生素C损失较大外，其他营养素损失不太大，但要注意尽量做到热锅冷油，急火快炒。蒸、煮菜肴时如果连汤带汁一起吃掉，营养素损失也较少；但如果是炸、烤，丢失的营养素就较多，破坏较大，甚至会产生致癌物质，还是少吃为妙。

（六）煲汤时间不可过长

许多人很喜欢煲汤喝来滋补身体，认为汤煲的时间越长越好。实际上，这是不科学的。维生素C、维生素B、氨基酸等极有营养的成分有一个共同的弱点就是怕热，在80℃以上就会损失掉。因此，煲的时间长、温度高，对营养素有致命的伤害。

任务三　掌握合理营养的措施

所谓合理营养，就是合理地掌握膳食中各种食物的数量、质量及其比例搭配，以及卫生质量要求，并通过烹调加工来改进膳食，使之适应人体的消化机能和感官需要，从而使人体的营养生理需求与人体通过膳食摄入的各种营养素建立起平衡关系。合理营养是十分重要的，如果人体的营养生理需求与膳食之间的平衡关系出现失调，即膳食不适应人体的营养和卫生要求，就会对人体健康产生各种不利的影响。

一、合理营养、平衡膳食的具体措施

合理营养、平衡膳食的具体措施包括合理的膳食制度、合理制订食谱、合理选料与调剂切配、合理的烹调制作4个环节。

（一）合理的膳食制度

合理的膳食制度，即合理地安排一天的餐饮，合理安排两餐之间的间隔和每餐的数量与质量，使进餐与日常生活制度和生理状况相适应，以及与消化过程相协调。膳

食制度如果安排适当，可以协助提高劳动、工作和学习效率。

膳食制度主要包括每日餐次、用餐时间和食物分配等内容。

1. **每日餐次**

我国人民的生活习惯，一般是成人每日三餐。在正常情况下，这种三餐制是比较合理的。两餐之间的间隔，既不应太长，也不可太短。

2. **用餐时间**

每日用餐时间应与一日的活动内容和休息时间相适应。用餐时间可安排如下：早餐7：00，午餐12：00，晚餐18：00，或是均向后推迟半小时，间隔均在5～6小时，具体用餐时间可根据生活制度安排。

三餐定时，形成条件反射，有利于产生旺盛的食欲并利于消化吸收。

3. **食物分配**

各餐的数量分配应根据劳动需要的生理状况安排，比较合理的能量分配应该午餐量稍多、早餐和晚餐量较少。例如，早餐占全天总能量的30%，午餐占40%，晚餐占30%，总之，应根据劳动状况和生活习惯安排。应该注意的是，不可忽视早餐的重要性，午餐应是营养平衡、占比稍大的一餐，晚餐应是营养平衡而稍清淡的一餐。

（二）合理制订食谱

食谱的基本内容包括每天食物的种类与数量和菜肴的名称。编制食谱的目的是使人体有计划地得到所需要的能量和营养素。食谱一般有一日食谱或每周食谱等，可根据不同需要来定。

（三）合理选料与调剂切配

合理地选择、利用与调剂原料、配料，同样是具体实施平衡膳食的重要环节。它除了对菜肴的质与量、感官性状、食品成本等有重要影响外，对菜肴的营养卫生有着更密切的关系。在选料和切配时要注意与平衡膳食有关的几点要求：

（1）必须高度重视原料的卫生要求和新鲜度。

（2）清洗切配过程中要注意减少营养素的损失。

（3）要重视合理配菜，使菜肴的营养成分更趋合理。

（四）合理的烹调制作

详细内容见本项目任务二。

二、营养食谱的编制

食谱是指为了合理调配食物以达到营养需求而安排的膳食计划。食谱编制要考虑许多因素。本书仅从营养需求角度来谈，使营养食谱能满足用餐者每日需要的能量和各种营养素，防止营养素过高或过低。

编制营养食谱的方法，基本上有计算法和食品交换法两种。计算法是依据计算得到人体能量需要量，根据膳食组成，计算蛋白质、脂肪和碳水化合物的供给量，参考每日维生素、无机盐供给量，查阅食物营养成分表，选定食物种类和数量的方法；食品交换法是根据不同能量需要，按蛋白质、脂肪和碳水化合物的比例，计算出各类食物的交换份数，并按每份食物等值交换选择，再将这些食物分配到一日三餐，得到营养食谱的方法。在这里主要介绍计算法。

（一）人体能量需要量的核算

人体能量需要量的核算方法主要有两种：

（1）根据我国2013年修订的《中国居民膳食营养素参考摄入量》确定用膳者的能量需要量，这是最常用、最方便的一种方法。

（2）能量消耗法计算。根据人体维持基础代谢所需要的能量、食物特殊动力作用所消耗的能量、生活活动和劳动所消耗的能量计算人体所需要的能量。

（二）根据膳食组成，计算蛋白质、脂肪和碳水化合物每日的摄入量

我国目前建议每人每日的膳食组成为蛋白质10%～15%、脂肪20%～25%、碳水化合物55%～65%。根据膳食组成及三大生热营养素的能量系数，计算蛋白质、脂肪和碳水化合物的每日摄入量。

（三）大致选定一日食物的种类和数量

根据以上计算的各种生热营养素供给量，参考每日维生素、无机盐供给量，查阅常见食物营养成分表，大致选定一日食物的种类和数量。先确定以提供生热营养素为主的食物，如谷类、肉、蛋、油脂等；再确定蔬菜水果等以供给维生素、膳食纤维、无机盐为主的食物，一般每人每日需供给300～500g的新鲜蔬菜水果，其中一半应为绿叶蔬菜。

成人一般一日食物的种类和数量为：粮食500g，动物性食物50～150g，黄豆及其制品50g，蔬菜（绿叶菜占一半）300～500g，植物油20g左右。

（四）三餐的能量分配比例

早餐应占全天能量总摄入量的30%，并要有足够优质蛋白质和脂肪。这是因为上午往往活动量大，工作效率高，消耗的能量和营养素比例也就大。

午餐应是三餐中摄入营养素最多的，以占全天总能量的40%为宜。要保证碳水化合物、蛋白质、脂肪的供给量。

晚餐应占全天总能量的30%，要多配蔬菜水果和易消化且饱腹感强的食物，高蛋白质、高脂肪的食物宜适量，以免影响消化与睡眠，并减少体脂的积蓄。

（五）具体将食物分配到各餐中

假设三餐的能量（某人3000kcal）分配比例确定为早餐为30%、午餐50%、晚餐20%（其中，碳水化合物、蛋白质和脂肪提供能量百分比依次为65%、12%、23%），则根据三餐分配比例，将食物分配到各餐中的计算步骤如下：

（1）计算碳水化合物、脂肪和蛋白质分配到早、午和晚餐中的数量

①碳水化合物。

早餐：$3000\times65\%\times30\%/4=146.25g$

午餐：$3000\times65\%\times50\%/4=243.75g$

晚餐：$3000\times65\%\times20\%/4=97.5g$

②蛋白质。

早餐：$3000\times12\%\times30\%/4=27g$

午餐：$3000\times12\%\times50\%/4=45g$

晚餐：$3000\times12\%\times20\%/4=18g$

③脂肪。

早餐：$3000\times23\%\times30\%/4=51.75g$

午餐：$3000\times23\%\times50\%/4=86.25g$

晚餐：$3000\times23\%\times20\%/4=34.5g$

现以午餐为例说明计算方法，根据以上计算知道午餐需碳水化合物243.75g、蛋白质45g、脂肪86.25g。

（2）进行主食供给量计算

我国当前食物结构是以碳水化合物和植物蛋白质为主提供能量和蛋白质，所以首先计算主食供给量。

在计算主食供给量时先将蔬菜类固定，一般是用蔬菜300～500g，假设提供碳水化合物15g，固定蔬菜提供碳水化合物后，剩下的碳水化合物由主食供给，可依据下列公式计算：

$$丙=甲\times丁/乙$$

其中，甲——食物成分表中食物重量；乙——食物成分表中营养素含量；丙——未知食物的重量；丁——已知营养素含量。

以午餐为例，说明营养素对应主食供给量计算。如主食选择大米，则主食大米的需要量为：

丙＝（243.75－15）×100/76＝300.99g

丁＝（243.75－15）g

甲＝100g；乙＝76g

午餐主食大米的话需300.99g，再以300.99g大米的基数计算蛋白质和脂肪。

查食物成分表知每100g大米含蛋白质8g、脂肪约2g，则蛋白质含量为8×3.01＝24.08g，脂肪含量为2×3.01＝6.02g。

最后，进行副食的选择计算。计算出主食提供的蛋白质和脂肪后，依据需要量，其不足部分由副食补充。

蔬菜中的蛋白质含量除豆类外，一般都很低。为计算方便，一般以100g蔬菜中含蛋白质2g计，如选用400g蔬菜，则蔬菜含8g蛋白质。

蛋白质的需要量为45－24.08－8＝12.92g

剩余12.92g蛋白质，选择只含蛋白质和脂肪而不含碳水化合物的肉、蛋类。为便于计算，肉类的蛋白质量估计为其重量的1/5，即肉类重量为瘦肉类的蛋白质乘以5；肉类所含脂肪，一般瘦猪肉的脂肪量约为其蛋白质的1.5倍。

所需瘦猪肉重量为12.92×5＝64.6g

瘦猪肉含脂肪量为12.92×1.5＝19.38g

午餐的脂肪需要量为86.25g，减去瘦肉及主食中脂肪量，有

86.25－19.38－6.02＝60.85g

其脂肪需要量的差额由植物性膳食补充。

在计算集体饭堂备料时，乘以预订份数，即可得出需要的食品原料总量，从而提供符合一定标准的多人次的营养食谱。

（六）对每日膳食食谱的营养评价

每日膳食食谱的营养评价是以膳食中营养素含量占供给量标准的百分比来评价的。

各种营养素的摄取量不一定必须达到供给量的100%才算满意，因为所定的供给量标准比一般平均需要量高一些。在各种营养素中，能量供给量与需要量差别不大，故在评价膳食时应首先考虑能量。一般认为，能量摄取量为供给量标准的90%以上为正常，低于90%即为摄入不足。其他营养素摄取量如在供给量的80%以上，一般可以保证大多数人不发生营养素缺乏；长期低于这个水平，可能使一部分人出现营养缺乏症状；低于60%则可认为营养相对严重不足。

因此，在对每日膳食食谱进行营养评价时，需要算出各种营养素摄取量占供给量

标准的百分比：

每人每日摄取营养素占供给量标准 = 每日该营养素消耗总量/每日该营养素供给量标准 ×100%

依次逐项算出实际摄取营养素量占供给量标准的百分比，即可评价所提供膳食中的营养水平，如低于供给量标准20%以上，则要修改食谱或补充加餐。

场景回顾

现代人饮食非常注重健康，所以作为餐厅服务员，平时要多关注并多积累这方面的知识。回到篇首场景，在客人提出配餐后，丽丽找到了经理，经理走到客人前，客人很随和地跟经理聊天，说像我这样经常在外面出差的人其实是很辛苦的，人到中年，肠胃也不好，还有脂肪肝，想吃什么都不敢吃了。听客人这么一说，经理马上推荐了有助消化的酸奶，告诉客人点心区有玉米、紫薯等，都是又健康又低脂的粗粮。吃水波蛋要放糖的话，桌上也有健怡糖。客人非常满意，表示晚上和客户的用餐确定选在该餐厅了。

项目小结

平衡膳食，又称合理膳食或健康膳食，是指能够提供适宜人体热能和各种营养素需要的膳食。平衡膳食要保证人体能量平衡，供给种类全面的各种营养素，并满足营养素数量、比例的平衡，所以食物组成要全面，重视食物的合理搭配，并重视合理烹调，减少营养素损失。如果人体的营养生理需求与膳食之间的平衡关系出现失调，即膳食不适应人体的营养和卫生要求，就会对人体健康产生各种不利的影响。

思考与练习题

一、单项选择题

1. 以下国家的居民膳食模式属于平衡膳食模式的是（　　）。

A. 美国　　B. 日本　　C. 中国　　D. 埃塞俄比亚

2. 平衡膳食宝塔共分五层，包含我们每天应吃的主要食物种类。宝塔底层代表的食物种类是（　　）。

A. 谷类　　B. 蔬菜和水果

C. 鱼、禽、肉、蛋　　D. 奶类和豆类食物

3. 烹调青菜时，以下烹调方式对维生素 C 的损失最小的是（　　）。

A. 蒸　　B. 煮菜

C. 开水中焯后再炒　　D. 急火快炒

二、简答题

1. “煮”对食物中糖类及蛋白质的影响如何？

2. 为什么煲汤时间不可过长？

模块二　食品卫生篇

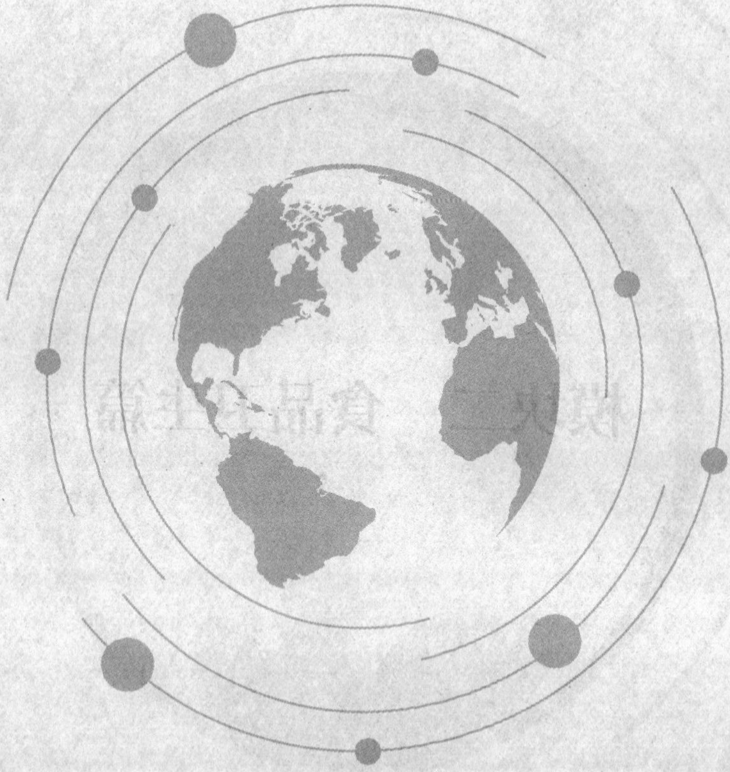

项目六　食品污染及其预防

任务导入

食品污染是指食品被外来的、有害人体健康的物质所污染。按照污染物的性质，可分为生物性污染、化学性污染及物理性污染3类。

生物性污染包括微生物、寄生虫、昆虫和生物战剂污染。其中，以微生物污染范围最广、危害也最大，主要有细菌与细菌毒素、真菌与真菌毒素。寄生虫和虫卵主要有囊虫、蛔虫、绦虫、中华支睾吸虫等。昆虫污染主要有甲虫类、螨类、谷蛾、蝇、蛆等。

化学性污染种类繁多，来源复杂，主要是食品受到各种有害的无机或有机化合物或人工合成物的污染。如农药使用不当，而残留于食物；工业“三废”（废气、废水、废渣）不合理排放，致使汞、镉、砷、铬、酚等有害物质对食物造成污染；食品容器包装材料质量低劣或使用不当，致使其中的有害金属或有害塑料单体等溶入食品；滥用食品添加剂和化学战剂造成的污染。

物理性污染主要来自多种非化学性杂物，主要为食品产、存、储、运等过程中的污染杂物和食品掺杂掺假；放射性物质的开采、冶炼、生产以及在生活中的应用与排放；核爆炸、核废物的污染。

学习目标

- 掌握食物污染的原因和对人体的危害
- 掌握食品污染的预防措施

任务场景

2019年10月12日，某省会城市的食品质量监督检查部门和工商管理部门同时接到消费者的举报。举报的内容是本市某火锅店为了吸引更多的餐饮消费者到该火锅店就餐，让厨师秘密地在所调配的调味料中使用了“大烟”壳（即“罂粟”壳）。

为什么要将“罂粟”壳作为调味料？它对人体有什么危害？

任务一　了解食品的生物性污染及其预防

一、食品的细菌性污染的预防

（一）常见细菌性污染的菌属及其危害

1. 致病菌

致病菌对食品的污染有两种情况：第一种是生前污染，如奶、肉在禽畜生前即潜存着致病菌；第二种是外界污染，即致病菌来自外环境污染，与畜体的生前感染无关。

2. 条件致病菌

条件致病菌是指通常情况下不致病但在一定特殊条件下才有致病力的细菌，常见的有葡萄球菌、链球菌、变形杆菌、韦氏梭菌、蜡样芽孢杆菌等。条件致病菌能在一定条件下引起食物中毒。

3. 非致病菌

非致病菌在自然界分布极为广泛，在土壤、水体、食物中更为多见。食物中的细菌绝大多数都是非致病菌，在这些非致病菌中，有许多都与食品腐败变质有关。能引起食品腐败变质的细菌称为腐败菌，是非致病菌中最多的一类。

（二）细菌性污染预防要点

（1）加强防止食品污染的宣传教育，在食品生产、加工、贮存、销售过程以及用餐前的各个环节应保持清洁卫生，防止细菌对食品的污染。

（2）合理贮藏食品，控制细菌生长繁殖。

（3）采用合理的烹调方法，彻底杀灭细菌。

（4）进行细菌学监测，常监测的指标有食品中菌落总数、大肠菌群、致病菌。

二、真菌、霉菌及其毒素的特点、危害及预防措施

（一）真菌、霉菌及其毒素的特点及危害

真菌在自然界分布很广，种类繁多。有些真菌对人类是有益的，在发酵酿造工业和抗生素医药制造等方面起着重要的作用。但有些真菌污染食品后能迅速繁殖，导致食品腐败变质，失去食用价值。甚至有些真菌在一定条件下产生毒素，使人和

畜中毒。真菌毒素与细菌毒素不同，它不是复杂的蛋白质分子，不会产生抗体，它的形成受菌粒、菌株、环境、气候、生态学等因素的影响，在0℃以下和30℃以上多数真菌产毒能力减弱或消失。因此，真菌毒素人畜中毒常有地区性和季节性的特点。

目前已知的真菌毒素大约为200种，一般按其产生毒素的主要真菌名称来命名，比较重要的有黄曲霉毒素、杂色曲霉毒素、镰刀菌毒素、展青霉素、黄绿青霉素以及黄变米毒素。其中，黄曲霉毒素要特别注意。

霉菌的营养来源主要是糖、少量的氮和无机盐，故霉菌易在粮食、水果和各种食品上生长，引起食品腐败变质，改变食品原有的色、香、味、形等感官性状，降低甚至完全失去食用价值，造成巨大经济损失。

霉菌可产生毒素，引起毒素中毒，表现出急性中毒、慢性中毒、致癌、致畸和致突变等。我国的食品中，赤霉病麦中毒与黄曲霉毒素对食品的污染在一些地区较严重，严重威胁着人们的健康。

（二）黄曲霉毒素的特点、危害及预防措施

1. 黄曲霉毒素的特点

黄曲霉毒素是一组化学结构类似的化合物，目前已分离鉴定出12种。黄曲霉毒素耐热，在280℃时才发生裂解。所以，一般的烹调加热很难破坏黄曲霉毒素，但在碱性条件下其可被破坏而失去毒性。

黄曲霉是分布最广的真菌之一。黄曲霉毒素在自然界分布十分广泛，土壤、粮食、油料作物、种子均可见到。受黄曲霉毒素污染较重的地区，是长江流域以及长江以南的广大高温高湿地区，北方各省污染较轻。污染的品种以花生、花生油、玉米最为严重，大米、小麦、面粉较轻，豆类一般很少受到污染，其他食品如白薯干、甜薯、胡桃、杏仁等也有报道曾受到污染。

2. 黄曲霉毒素对人体健康的危害

黄曲霉毒素是剧毒物质，其毒性是氰化钾的10倍，对鱼、鸡、鸭、牛、狗、猪及人均有强烈毒性；黄曲霉毒素对人类还有较强的致癌性。

3. 预防措施

（1）防霉。食品中真菌生长繁殖的条件，主要是要有适宜的湿度、温度和氧气，尤以湿度最为重要。所以，控制粮食中的水分是防霉的关键。在粮食收获后，必须迅速将水分含量降至安全水分以下。所谓安全水分，就是粮食不易发霉的最高水分含量。不同的粮粒其安全水分不同，如一般粮粒含水分在13%以下，玉米在12.5%以下，花生在8%以下，真菌不易生长繁殖。粮食入仓之后，应注意通风，保持粮库内干燥。除

氧充氮方法对防霉也有较好的效果。

（2）祛毒。粮食受黄曲霉毒素污染后，可采用下列方法祛毒：①挑出霉粒，对花生、玉米祛毒效果较好；②研磨加工，发霉的大米加工成精米，可降低毒素含量；③加水反复搓洗，或用高压锅煮饭；④加碱破坏，适用于含黄曲霉毒素较高的植物油；⑤吸附祛毒，在含毒素的植物油中加入活性白陶土或活性炭等吸附剂，经搅拌、静置毒素可被吸附而去除。

（3）经常进行食品卫生监测。根据国家有关食品卫生要求和规定，加强食品卫生监测，限制各种食品中黄曲霉毒素的含量，是控制黄曲霉毒素对人体危害的重要措施。

真菌毒素的危害

所谓真菌毒素，是霉菌产生的代谢产物，是对人和家畜的健康具有损害特性的有毒物质。真菌毒素引起的疾病称为霉菌中毒症或真菌中毒症。最早引起人类中毒的真菌毒素是田麦角菌产生的。1953 年日本发生的“黄变米事件”，也是由真菌毒素中毒引起的。有关真菌毒素的问题，世界各国都很重视，黄曲霉毒素的研究尤其具有划时代的意义。1960 年英国发生了 10 万只火鸡中毒事件，后来经研究确定是由黄曲霉毒素引起的，而这种真菌毒素具有较强的毒性和致癌性。黄曲霉毒素之所以引人注目，另外一个原因是它是天然物中致癌性最强的毒素，也是世界各地的农产品及食品最易受其污染的一种真菌毒素。据称，每年大约有 25% 的农作物受到不同程度的真菌毒素的污染，这已经对农作物、家禽甚至国民经济产生了深刻的影响。据保守估计，真菌毒素对饲料和家畜业的影响，仅在美国和加拿大每年造成的经济损失就有 50 亿美元。在发展中国家，食物中的真菌毒素甚至影响人口数量，并缩短人口的平均寿命。

真菌毒素对人类有严重的危害，表现为它能对人体产生长期的影响，尤其是会引起免疫机能的伤害和产生癌症。但由于其对人体的危害并不像病毒和微生物污染那样明显，因而公众对真菌毒素的影响依旧不够重视。

（资料来源：百度百科，有删改）

三、其他生物性污染物的类型

（一）病毒污染

存在于食品中的病毒称为食品病毒。人类的传染病约 80% 由病毒引起，相当部分是经过食物传播的。有研究表明，无论哪种食品上残存的病毒，一旦遇到相应的寄生宿主，病毒到达寄主体内即可爆发性地繁殖，引起相应的病毒病。

（二）寄生虫污染

1. 寄生虫

一些低等生物长久或暂时地依附在另一种生物的体内或体表，取得营养，而且给被寄生的生物带来损害的生活方式，称为寄生生活。寄生于其他生物并给对方造成损害的低等生物，称为寄生虫。被寄生虫寄生的生物称为宿主。

寄生虫在有性繁殖时期或成虫期所寄生的宿主称为终末宿主；寄生虫在无性繁殖期或幼虫期所寄生的宿主称为中间宿主。有的寄生虫在幼虫阶段需要两个以上的中间宿主，分别称为第一、第二中间宿主。寄生虫完成一代生长、发育和繁殖的全部过程，称为寄生虫的生活史；在生活史中可感染人的特定阶段称为感染阶段。

2. 人体寄生虫

人体寄生虫主要有：①蠕虫类，包括有绦虫、线虫及吸虫类；②原虫，如疟原虫、阿米巴原虫等；③昆虫，主要包括可造成食物污染的媒介昆虫，如苍蝇、蟑螂等。

（三）鼠类及媒介昆虫

1. 老鼠

老鼠盗食、糟蹋粮食数量非常大，且造成物品损坏，更主要的是老鼠是许多疾病的传播媒介。老鼠身上带有细菌、寄生虫和蜱、螨等病原体及媒介昆虫，在四处乱窜的活动中造成对食品的污染，并传播多种传染病。消灭老鼠是餐饮业卫生管理中一项常规性重要工作。可采用器械或药物灭鼠，同时要做好食品的保管工作。

2. 媒介昆虫

（1）苍蝇：苍蝇是日常生活中最常见、最主要的传播疾病的媒介昆虫，也是导致食品卫生问题的主要原因。苍蝇可传播所有病原体，如病毒、细菌、霉菌、寄生虫。

（2）蟑螂：蟑螂又名蜚蠊，是广泛污染食品的害虫，它会分泌一种臭味物质，体内常带有细菌、病毒、虫卵等多种病原体，可污染食物及传播疾病。

任务二　了解食品的物理性污染及其预防

根据污染物的性质可将物理性污染分为两类，即食品的杂物污染和食品的放射性污染。

一、食品的杂物污染途径、种类及其危害和预防措施

（一）污染途径

1. 生产时的污染

如生产车间密闭不好而又处于锅炉房附近，在大风天气时食品可能会受到灰尘和烟尘的污染；在粮食收割时常有不同种类和数量的草籽混入而造成的对粮食污染；动物被宰杀时其血污、毛发及粪便对畜肉的污染；加工过程中陈旧的设备或机器故障引起加工管道中金属颗粒或碎屑对食品的污染。

2. 食品储存过程中的污染

如苍蝇、昆虫的尸体和鼠、雀的毛发、粪便等对食品的污染；食品包装容器和材料的污染，如大型酒池、水池、油池和回收饮料瓶中昆虫、动物尸体及脱落物品、承装物品等杂物的污染。

3. 食品运输过程的污染

如运输车辆、装运工具、不清洁铺垫物和遮盖物对食品的污染。

4. 意外污染

如戒指、头上饰物、头发、指甲、烟头、废纸、杂物的污染，以及抹布、拖把头、线头等清洁卫生用品的污染。

（二）预防措施

（1）加强食品生产、储存、运输、销售过程的监督管理，执行良好的生产规范。

（2）通过采用先进的加工工艺设备和检验设备，如筛选、磁选和风选去石，清除有毒的杂草籽及泥沙石灰等异物，定期清洗专用池、槽，注意防尘、防蝇、防鼠、防虫，尽量采用食品小包装。

（3）制定食品卫生标准。

二、食品的放射性污染途径、种类及其危害和预防措施

食品放射性污染是指食品吸附或吸收了外来的（人为的）放射性核素，使其放射性高于自然放射性本底。

（一）食品天然放射性核素

食品中天然放射性核素是指食品中含有的自然界本来就存在的放射性核素本底。自然界的外环境与生物进行着物质的自然交换，因此地球上的所有生物包括食物在内

都存在着天然放射性核素。天然放射性核素有两个来源，一方面是来自宇宙射线，它作用大气层中稳定性元素的原子核而产生放射性核素；另一方面是来自地球的辐射，这部分核素有铀系、钍系及锕系等。

（二）食品放射性污染的来源

1. 核爆炸试验

一次空中的核爆炸可产生数百种放射性物质，包括核爆炸时的核变产物、未起反应的核原料以及弹体材料和环境元素受中子流的作用形成的感生放射性核素等，这些物质统称为放射性尘埃。其中，颗粒较大的可在短期内沉降于爆炸区附近地面，形成局部放射性污染；而颗粒较小的可进入对流层和平流层向大范围扩散，数月或数年内逐渐沉降于地面，产生全球性污染。含大量放射性核素的尘埃可以污染空气、土壤。土壤受放射性核素污染后，放射性核素可进入植物而使食品遭受污染。

2. 核废物排放不当

核废物一般来自核工业中的原子反应堆、原子能工厂、核动力船以及使用人工放射性核素的实验室等排放的废水、废料、废气。对核废物的处理，有陆地埋藏和深海投放两种方式。进行陆地埋藏或向深海投弃固体性废物时，如包装处理不严或者贮藏废物的钢筋混凝土箱出现破痕，都可以造成对环境乃至对食品的污染。

3. 意外事故核泄漏

1957 年英国温次盖尔原子反应堆发生事故，使大量放射性核酯污染环境，影响到食用作物及牛奶。1988 年苏联地区切尔诺贝利核电站发生重大事故，大量的放射性沉降灰飘落到东欧和北欧一些国家，污染了土壤、水源、植物和农作物。事后，瑞典国家食品和药品管理局和其他的官方机构分析了瑞典全部食品，发现食物中铯活性与当地放射性沉降的剂量呈密切正相关关系。凡食用了受放射性沉降灰污染的草的羊以及生长在该沉降灰污染水域中的鱼，其体内铯的活性均较高。

（三）对人体的危害

食品放射性污染对人体的危害在于长时期体内小剂量的内照射作用。对人体健康危害较大的放射性核素有锶、铯等。

锶是一种裂变元素，核爆炸时大量产生，广泛存在于环境，经食物链进入人体，半衰期为 28 年。锶可经肠道吸收，吸收率为 20%～40%。进入人体后主要蓄积在骨骼，形成内照射，损害骨骼和造血器官。动物实验证明，放射性核素锶可诱发恶性肿瘤，并能引起生殖功能下降。

铯也是一种裂变元素，核爆炸时大量产生，其半衰期为 30 年。铯与钾的化学性质相似，对肌肉有亲和力，在体内参与钾的代谢。铯进入人体后主要分布于肌肉和组织，形成内照射，可引起生物遗传过程障碍和生殖功能下降。

（四）预防要点

1. 加强卫生防护和食品卫生监督

食品加工厂和食品仓库应建立在从事放射性工作单位的防护监测区以外的地方，对产生放射性废料、废水和废气的单位，应加强监督，对单位周围的农、牧、水产品等应定期进行放射性物质的监测。

2. 严格执行国家卫生标准

我国相关卫生标准规定了粮食、薯类、蔬菜水果、肉鱼虾类和鲜奶等食品中人工放射性核素的限制浓度，应严格执行。

3. 妥善保管食品

选择坚固、不易燃烧、表面光滑和防护性能好的包装材料包装食品；在没有掩蔽条件下堆放的食品应严密覆盖；受放射性污染的食品必须消除污染后才能食用。

任务三　了解食品的化学性污染及其预防

一、农药和兽药污染途径、种类及其危害和预防措施

（一）农药和兽药主要用于的方面

农药是指用于预防、消灭或者控制危害农业、林业的病、虫、草和其他有害生物以及有目的地调节植物、昆虫生长的化学合成或者来源于生物、其他天然物质的一种或者几种物质的混合物及其制剂。兽药是指用于预防、治疗、诊断畜禽等动物疾病，有目的地调节其生理机能并规定用途、用法、用量的物质（含饲料药物添加剂）。

（二）农药和兽药污染食品和环境的途径

（1）农药直接污染食用作物，如对蔬菜直接喷洒农药。

（2）农药通过灌溉用水污染水源，造成对水产品的污染。

（3）通过土壤中沉积的农药造成对食用作物的污染。

（4）超标使用农药，在植物中残留的农药可在畜禽类动物食品中残留。

（三）农药和兽药种类及其危害

农药按其用途可分为杀虫剂、杀菌剂、除草剂、粮食防虫剂、植物生长调节剂、

灭鼠药等；若按其化学组成，则又可分为有机氯、有机磷、氨基甲酸酯、菊酯类等。兽药可分为抗生素类、驱肠虫药类、生长促进剂类、抗原虫药类、灭锥虫药类、镇静剂类和β肾上腺素能受体阻断剂。

有机氯类农药如“滴滴涕”（DDT）和“六六六”、有机磷农药、氨基甲酸酯类杀虫剂和有机汞类等，对人体都会产生急、慢性中毒作用，导致中枢神经系统和肝脏损害，同时具有“三致”作用，有神经毒性、生殖毒性的可能性。

大量、长期使用抗生素、饲料添加剂等兽药，使得动物体内（尤其是动物肠道内）的细菌产生耐药性。

多种农药和兽药之间的毒性可能产生联合协同作用，其毒性更大。另外，农药和兽药有二次中毒特性。它们的分解物、动物或人体内的代谢物也可能有毒性，甚至毒性更强。

（四）农药和兽药污染的预防

（1）发展高效、低毒、低残留农药。所谓高效就是用量少，杀虫效果好，而低毒是指对人畜牧的毒性低，不致癌、不致畸、不产生特异病变。低残留是农药在施用后降解速度快，在食品中残留量少。

（2）合理使用农药。我国已颁布《农药安全使用标准》和《农药合理使用准则（七）（GB/T 8321.7—2002）》，对主要作物和常用农药规定了最高用药量或最低稀释倍数、最高使用次数和安全间隔期（最后一次施药到距离收获时的天数）。

（3）加强对农药的生产经营和管理。许多国家都有严格的农药管理和登记制度。《农药管理条例》（2017 年修订）中规定由国务院农业主管部门负责全国的农药监督管理工作，同时还规定了我国实行农药登记制度。

（4）制定农产品和食品农兽药残留标准。

二、有毒金属污染来源及其毒性和预防措施

有些金属，正常情况下人体只需极少的数量或者人体可以耐受极小的数量，剂量稍高即可出现毒性作用，这些金属称为有毒金属或金属毒物。

从食品卫生学角度来讲，在这方面，汞、镉、铅、砷、铬较为重要。

（一）食品中有毒金属的来源

1. 自然环境

一些特殊地区，如海底、火山地区的一些高含量有毒元素及其化合物可使动植物和水体污染带毒。

2. **食品生产加工过程**

在食品加工中使用的机械、管道、容器或加入的某些食品添加剂中存在的金属元素及其盐类，在一定条件下可污染食品。例如，酸性食品可从上釉的陶、瓷器中溶出铅和镉，从不锈钢器具中溶出铬，机械摩擦可使金属尘粒掺入面粉。

3. **农用化学物质及工业“三废”的污染**

随着工农业生产的发展，有些农药中含有有毒金属，在一定条件下可引起土壤污染和在食用作物中残留。含有各种金属毒物的工业废气、废渣、废水的不合理排放，也可造成环境污染，并使这些工业“三废”中的金属毒物转入食品。

（二）食品中有毒金属的毒性

有毒金属在体内不易分解，有的可在生物体内浓集，有的可以转化为毒性更大的化合物。

1. **镉的毒性**

大量食用被镉污染的食品，可引起急性胃肠炎。长期摄入含镉较高的食品，则可导致严重的全身性疼痛和骨质疏松的“骨痛病”，以及因缺铁、缺铜而出现的贫血。

2. **汞的毒性**

长期食用被汞污染的食品，可引起慢性汞中毒等一系列不可逆的神经系统中毒病变，还可致畸形。例如，日本发生“水俣病”主要就是由甲基汞引起的。

3. **铅的毒性**

食入被铅化物污染的食品，可引起神经系统、造血器官和肾脏等明显的病变，血铅高低与儿童智商呈反比关系，铅也有致突变、致癌、致畸作用。

4. **砷的毒性**

食入被砷污染的食品可导致皮肤癌、内脏癌、恶性增生和肢端坏死等，另外，砒霜即三氧化二砷还是一种急性剧毒物质。

（三）有毒金属污染的预防措施

（1）消除污染源。有毒金属污染食品后，由于残留周期较长，不易去除，因此，消除污染源是降低有毒金属元素对食品污染的主要措施。应重点做好工业“三废”的处理和严格控制“三废”的排放，加强卫生监督。禁用含砷、铅、汞的农药和不符合卫生标准的食品添加剂、容器包装材料等。

（2）制定各类食品中有毒金属元素的最高允许限量标准，加强食品卫生质量检测和监督工作。

（3）严格管理有毒有害金属及其化合物，防止误食、误用、投毒或人为污染食品。

三、容器、工具和包装材料的污染途径、种类及其危害和预防措施

（一）塑料和塑料添加剂

聚氯乙烯本身无毒，但氯乙烯单体和降解产物有一定毒性，且聚氯乙烯在高温和紫外线照射下促使其降解，降解物进入人体能引起肝血管肉瘤。脲醛和三聚氰胺甲醛塑料如果在制造过程中反应不完全，会有大量游离甲醛存在。甲醛是一种细胞的原浆毒，动物经口摄入甲醛，肝脏可出现灶性肝细胞坏死和淋巴细胞浸润。

1. 稳定剂

稳定剂大部分为金属盐类，如铅盐、钙盐、钡盐、锌盐、镉盐。其中，铅盐、镉盐、钡盐毒性较强，因此应禁止用于食品容具以及自来水管道。

2. 增塑剂

常用的增塑剂有邻苯二甲酸酯类、磷酸酯类、脂肪族二元酸酯类、聚酯类、环氧化物等，与食品接触时溶出、混入、毒性较低。

3. 润滑剂

避免塑料加工成型过程中与加工设备的金属表面相粘连的化学物质。这些化学物质主要是一些高级脂肪酸、高级醇类或脂肪酸酯。

4. 着色剂

着色剂是加工塑料时加入的一些染料或颜料，可使塑料外观鲜艳美丽。着色剂为含有钛、铬、镉等的有机化合物。

5. 抗氧化剂和防紫外线剂

抗氧化剂和防紫外线剂的毒性较低，有的属于允许直接加入食品的油脂抗氧化剂，如丁基羟基茴香醚（BHA）和二丁基羟基甲苯（BHT）。

6. 抗静电剂

抗静电剂毒性的强弱，一般认为按下列顺序排列，即阳离子型 > 阴离子型 > 非离子型。一般认为非离子型酯类抗静电剂较为安全。

各国都制定有塑料树脂、塑料餐具、容具和包装材料的食品卫生标准与检验方法。对于树脂颗粒或粉末，除规定外观、色泽、清洁度、干燥失重、挥发物、水分、灰分等质量指标外，一般极少对其中重点单体和低分子杂质做出规定限量，而主要将溶出试验的结果作为卫生质量指标。溶出试验是通过模仿饮食中的溶剂或溶液环境，对食用制品进行浸泡，以测定这些制品在溶剂中的稳定性和可溶成分的溶出量的方法。

（二）橡胶胶乳及其单体和橡胶添加剂

橡胶分为天然橡胶、合成橡胶两大类，两者都是高分子化合物，如瓶盖、奶嘴、橡胶管道等。

1. 天然橡胶

天然橡胶是直链、长链无分支的高分子化合物，不受消化酶分解，也不能被细菌、霉菌的酶分解，所以天然橡胶胶乳本身既不分解，也不被人体吸收，一般认为无毒。

2. 合成橡胶

根据单体不同，合成橡胶有很多种类，多以二烯结构的单体聚合而成，有下列种类：

（1）硅橡胶

硅橡胶是有机硅氧烷的聚合物，其生理学、药理学性质与硅油完全相同。到目前为止，硅橡胶是摄入体内的合成高分子材料中最理想的一种，但其使用成本较高。

（2）丁橡胶

丁橡胶、丁二烯橡胶的单体异戊二烯、异丁二烯、丁二烯都具有麻醉作用，但尚未证明是否有慢性毒性作用。

（3）苯乙烯丁二烯橡胶

苯乙烯丁二烯橡胶蒸气有刺激性，但小剂量尚未发现有慢性毒性。

（4）丁腈橡胶

丁腈橡胶耐油性强，但其单体丙烯腈毒性较强，并能引起溶血和致畸。

3. 橡胶添加剂

橡胶添加剂并非高分子化合物，有些并不结合到高分子结构中，而是混在成品中，因此有必要规定配方中使用无毒添加剂，主要如下。

（1）硫化促进剂（促进剂）：如醛胺类、胍类、硫脲类、噻唑类、次磺酰胺类和秋兰姆类等。

（2）防老剂：主要是酚类，但应限制游离酚的含量。

（3）填充剂：填充料最常用的是炭黑，有人证实炭黑的提取物有明显的致突变作用。因此，在使用前，应用苯类溶剂将致癌物去除。

（三）其他包装材料

1. 陶器、瓷器

陶器、瓷器表面涂覆的陶釉或瓷釉称为釉药，其主要成分是各种金属盐类，如铅盐、镉盐，同食品长期接触容易溶入食品，使食用者中毒，特别是易溶于酸性食品如醋、果汁、酒等。

2. **包装纸**

主要是不使用以荧光增白剂处理过的包装纸，并要防止再生纸对食品的细菌污染和回收废品纸张中有毒化学物质残留对食品造成的污染。此外，浸蜡包装纸中所用石蜡必须纯净无毒，所含多环芳烃化合物不能超过安全限值。

为减少食品中的色素使用量，提倡用彩色包装纸包装无色素食品。使用彩色包装纸时应控制油墨中所用的染料，最好用对人体无害的染料。

仿瓷餐具危害知多少

仿瓷餐具，也叫密胺餐具，是一种在餐馆、家庭广泛使用的新型餐具。最近，北京、河北两地在对仿瓷餐具的检测中发现部分企业存在甲醛超标等质量问题。深入调查发现，一些企业不按照国家标准要求使用密胺树脂，竟然采用国家禁用的尿素甲醛树脂生产仿瓷餐具。

据了解，国家标准允许使用的密胺树脂，1kg 要卖到 14 元钱，而属于禁用原料的尿素甲醛树脂，1kg 只需六七元钱，用不同原料生产的餐具自然价格相差悬殊。

仿瓷餐具由于轻便、不易碎，孩子们用得尤其多。专家告诉我们，尿素甲醛树脂超过 80℃，就可能分解出甲醛，而甲醛是一种公认的致癌物质，遇水溶解毒性更大。因此，用尿素甲醛树脂生产的仿瓷餐具，对消费者特别是孩子的健康存在巨大安全隐患。从记者在生产和流通环节的调查采访来看，用尿素甲醛树脂违规生产仿瓷餐具几乎是业内公开的秘密，这种仿瓷餐具在市场上所占比例可谓触目惊心。食品安全大于天，各地政府和有关部门应尽早采取切实有力的行动，标本兼治，让消费者用上放心的仿瓷餐具。

（资料来源：中国健康网，有删改）

四、化学致癌物的污染途径、种类及其危害和预防措施

目前公认的环境污染和食品加工中衍生的化合物中，具有强致癌的化合物主要有黄曲霉毒素、N－亚硝基化合物、多环芳烃苯并（a）芘、杂环胺、二噁英等几类，其中黄曲霉毒素前面已做介绍。

（一）N－亚硝基化合物

1. **特点与危害**

N－亚硝基化合物是一类有机化合物，可分为 N－亚硝胺与 N－亚硝酰胺两类。

对动物有较强的致癌作用，如可诱发胃癌、肝癌、鼻咽癌、食道癌、膀胱癌等。同时，N－亚硝基化合物也有致畸形和致突变的作用。

2. 食品中亚硝胺的来源

食品中天然存在的亚硝胺含量甚微，一般在10μg/kg以下，但其前身亚硝酸盐、硝酸盐和仲胺等则广泛存在于自然界，在适宜的条件下，可形成亚硝胺或亚硝酰胺。施用硝酸盐化肥，可使蔬菜中含有较多的硝酸盐，蔬菜腌渍时因时间、盐分不够，容易腐败变质，腐败菌可将硝酸盐还原为亚硝酸盐，导致亚硝酸盐含量增高。食物在烹调、烟熏、制罐过程中可使仲胺含量增高，食物霉变后仲胺含量可增高数十倍至百倍；肉、鱼类食品加工时，常用硝酸盐做防腐剂、发色剂，食品中的硝酸盐在细菌硝基还原酶的作用下还可形成亚硝酸盐。仲胺与亚硝酸盐在一定条件下，可在体内或体外合成亚硝胺。

有些加工食品如熏鱼、腌肉、酱油、酸渍菜、腌菜、发酵食品、啤酒以及油煎咸肉等，均含有一定量的N－亚硝基化合物。

3. 预防要点

（1）制定食品中硝酸盐、亚硝酸盐使用量及残留量标准。我国规定肉类罐头为每千克食物不得超过0.05g，肉制品为每千克不得超过0.03g。

（2）防止微生物污染及食物霉变。做好食品保藏，防止蔬菜、鱼肉腐败变质，产生亚硝酸盐及仲胺，这对降低食物中亚硝基化合物的含量极为重要。

（二）多环芳烃苯并（a）芘

1. 特点与危害

多环芳烃类化合物目前已发现200多种，其中多数具有致癌性，如苯并（a）芘［简称B（a）P］就是一种主要的食品污染物。

2. 食品中B（a）P污染来源

（1）食品在加工过程中污染

食品在烟熏、烧烤、烤焦过程中与燃料燃烧产生的多环芳烃直接接触而受到污染。

（2）食品成分在加热时衍生

烘烤中，温度过高，食品中脂类、胆固醇、蛋白质发生热解，经过环化和聚合形成大量的多环芳烃，其中以苯并（a）芘最多。

（3）生物合成B（a）P

很多细菌、藻类以及高等植物体内都能合成B（a）P。

3. 食品中B（a）P的允许含量

人体每日进食B（a）P的量不能超过10μg。有关食品中B（a）P的允许量，我国已制定标准：熏制动物食品苯并（a）芘≤5μg/kg，食用植物油中苯并（a）芘≤10μg/kg。

4. B（a）P 污染的预防

（1）改进烟熏食品的熏制技术。

①传统的焖烧烟熏法不可避免地使熏烟中含有 B（a）P，若改为由室外生烟，在烟雾被引入烟熏室之前用粗棉花或钢毛加以过滤，或以冷水淋洗，则可将 B（a）P 随同烟尘除去。

②控制生烟温度亦为有效措施，生烟温度在 400℃以下时仅生成微量 B（a）P，但熏烟的有效成分如酚类、羰基化合物和有机酸等生成量亦较少；而在 600℃时，熏烟的各种有用成分含量最高，超过 600℃又逐渐减少。为了使熏烟中的有用成分尽可能多和相对减少 B（a）P，一般以 400～600℃的生烟温度较为合理。此外，不使食品与火焰直接接触，不让油脂滴入炉内。

③工厂生产猪肉香肠、罐头时，把配好的原料、辅料等灌入塑料肠衣内成形，经热风干燥、烟熏、水煮等工序后剥去塑料肠衣，然后装罐，产品既可保持烟熏的特有风味和色泽，又可大大降低 B（a）P 的污染。

④国外使用较多的新型熏制方法是使用烟熏液，即利用木柴干馏时产生的木醋液，经过滤、蒸馏、中和等处理，或提取木烟的水溶液，使其通过纤维素浆过滤，以除去 B（a）P 得到烟熏液，然后将食品先置于 2.5% 盐水中煮 15min，沥干后淋拌上烟熏液，置煤气烤炉中烘烤 10～15min。该法优点是熏制条件稳定，时间短，设备简单，可连续生产，产品不含 B（a）P，质量易于控制。

（2）烘烤糕点等应采用无烟焖炉、电炉或远红外线烤炉，不使糕点等直接接触炭火熏烟。

（3）加强“三废”管理。减少水源、大气和土壤的污染，消除烟尘，这是根本措施。

（三）杂环胺

1. 特点及危害

杂环胺是食品中蛋白质、肽、氨基酸热分解时产生的一类具有致突变、致癌作用的芳香杂环化合物，属于氨基咪唑氮杂环烃和氨基咔啉类化合物。其具有较强的致突变性，可诱发动物多种组织肿瘤以及污染食品，对人类健康的危害已引起人们高度重视。

2. 来源

（1）加热温度和时间是影响杂环胺形成的重要因素。食品在较高温度下的火烤、煎炸、烘焙等过程中所用温度越高，产生的杂环胺量越多。

（2）食物与明火接触或与灼热的金属表面接触，都有助于杂环胺生成。杂环胺的合成与食物成分也有关，当食品水分减少时，由于表面受热温度迅速上升，可使杂环胺生成量明显增高。

（3）烹调后的鱼和肉类食品是膳食杂环胺的主要来源，尤其是煎、炸、烤是我国常用的烹调鱼类和肉类的方法。许多流行病学研究发现，烹调食品与癌症危险性相关，因此杂环胺污染是烹饪中应该引起重视的一个重要卫生问题。

3. 预防措施

（1）改变不良烹调方式和饮食习惯。应注意不要使烹调温度过高，不要烧焦食物，并避免过多食用烧烤煎炸食物。

（2）增加蔬菜、水果的摄入量。膳食纤维有吸附杂环胺并降低其活性的作用，蔬菜、水果中的某些成分有抑制杂环胺致突变性和致癌性的作用。因此，增加蔬菜、水果的摄入量对于防止杂环胺的危害有积极作用。

（3）加强监测。应建立和完善杂环胺的检测方法，加强食物中杂环胺含量监测，深入研究杂环胺的生成及其影响条件、体内代谢、毒性作用等，尽快制定食品中的允许限量标准。

（四）二噁英及多氯芳香化合物

1. 特点及危害

二噁英主要是杀虫剂、除草剂、木材防腐剂等人工含氯有机物的衍生物和一些人工废弃物的不完全燃烧分解物。

这类物质化学性质极为稳定，难被生物降解，破坏其结构需加热至800℃以上，其极难溶于水，已经证实其可在食物链中富积。

二噁英类化合物可以对人体产生的危害主要有以下几个方面：

（1）它可引起软组织、结缔组织、肺、肝、胃癌以及非何杰金氏淋巴瘤。

（2）对生殖系统产生影响。

（3）对后代健康状况产生影响。

（4）其他影响，如对中枢神经系统损害，对肝脏的损害；导致甲状腺功能紊乱；还会对免疫系统造成损害，如增加感染性疾病和癌症的易感性。

二噁英是目前所知化合物中毒性最大且包括具有极强的致癌性、降低人体免疫能力和干扰内分泌功能在内多种毒性作用的物质。国际癌症研究中心将其列为对人确定致癌物（Ⅰ类）。

2. 来源

膳食二噁英占人体接触二噁英类物质的90%，其中动物性食品是最主要的来源。特别是环境污染严重地区的牛羊肉、禽肉、奶蛋制品和鱼，其含量足以使每日摄入量超过世界卫生组织规定的标准。例如，1976年7月意大利塞维索一家化工厂爆炸，剧毒化学品二噁英扩散，使许多人中毒。时隔多年后，当地居民的畸形儿出生率大为增加。

另外，油脂中高温烹调食物也可能会产生二噁英类物质。

3. 预防措施

控制环境中二噁英的来源，是预防二噁英类化合物污染食品及对人体造成危害的根本措施。例如，减少含二噁英类化合物农药的使用；严格控制有关农药和工业化合物中杂质的含量；控制垃圾焚烧和汽车尾气对环境的污染等。

任务四　了解食品腐败变质的原因及其预防

食品的腐败变质，是指食品在一定环境因素影响下，由微生物的作用而引起的食品成分和感官性状发生改变并失去食用价值的一种变化。

一、食品腐败变质的原因

1. 食品本身的组成和性质

动植物食品本身含有各种酶类，在适宜温度下酶类活动增强，使食品发生各种改变。

2. 环境因素

主要有气温、湿度、紫外线和氧等。环境温度不仅可以加速食品内的化学反应过程，而且有利于微生物的生长繁殖。水分含量高的食品易于腐败变质。紫外线和空气中的氧均有加速食品组成物质氧化分解的作用。

3. 微生物的作用

在食品腐败变质中起主要作用的是微生物，除一般食品细菌外，还包括酵母与真菌，但在一般情况下，细菌常比真菌和酵母占优势。微生物本身具有能分解食品中特定成分的酶，一种是细胞外酶，可将食物中的多糖、蛋白质水解为简单的物质，另一种是细胞内酶，能将已吸收到细胞内的简单物质分解，产生的代谢产物使食品具有不良的气味和味道。

二、食品腐败变质的化学过程及其鉴定指标

食品腐败变质实质上是食品中营养成分的分解过程，其程度常因食品种类、微生

物的种类和数量以及其他条件的影响不同。

1. 食品中蛋白质的分解

肉、鱼、禽、蛋和大豆制品等富含蛋白质的食品，主要是以蛋白质分解为其腐败变质的特性。

2. 食品中脂肪的酸败

食用油脂与食品脂肪的酸败受脂肪酸饱和程度、紫外线、氧、水分、天然抗氧化物质以及食品中微生物的解脂酶等多种因素的影响。食品中的脂肪分解为甘油和脂肪酸，脂肪酸可进一步断链形成酮和酮酸，多不饱和脂肪酸可形成过氧化物，进一步分解为醛和酮酸，这些产物都有特殊的臭味。

3. 食品中碳水化合物的分解

含碳水化合物较多的食品主要是粮食、蔬菜、水和糖类及其制品。这类食品在细菌、真菌和酵母所产生的相应酶的作用下发酵或酵解，形成双糖、单糖、有机酸、醇、羧酸、醛、酮、二氧化碳和水。当食品发生以上变化时，食品的酸度升高，并带有甜味、醇类气味等。

三、食品腐败变质的卫生学意义

食品腐败变质时，首先使感官性状发生改变，如产生刺激性气味、异常颜色、酸臭味以及组织溃烂、黏液污染等。其次，食品成分分解，营养价值严重降低，不仅蛋白质、脂肪、碳水化合物而且维生素、无机盐等也有大量破坏和流失。最后，腐败变质的食品一般都有微生物的严重污染，因而增加了致病菌和产毒真菌存在的机会，极易造成食源性疾病和食物中毒。

四、食品腐败变质的控制措施

1. 低温防腐

低温可以抑制微生物的繁殖，降低酶的活性和食品内化学反应的速度。低温防腐一般只能抑制微生物生长繁殖和酶的活动，使组织自溶和营养素的分解速度变慢，并不能杀灭微生物，也不能将酶破坏，食品质量变化并未完全停止，因此保藏时间应有一定的期限。

2. 高温灭菌防腐

食品经高温处理，可杀灭其中绝大部分微生物，并可破坏食品中的酶类。如结合密闭、真空、迅速冷却等处理，可有效地控制食品腐败变质，延长保存时间。高温灭菌防腐主要有高温灭菌法和巴氏消毒法两类。高温灭菌法的目的在于杀灭微生物，如食品保持在115℃左右的温度，大约20min可杀灭繁殖型和芽孢型细菌，同时可破坏酶类，获得接近无菌的食品，如罐头的高温灭菌常用温度为100～120℃。巴氏消毒法是将食品在60～65℃加热30min，可杀灭一般致病性微生物，亦有用80～90℃加热30s或1min的高温短时巴氏消毒法，以及以130～135℃加热3～4s的超高温瞬时灭菌法。巴氏消毒法多用于牛奶和酱油、果汁、啤酒及其他饮料，其优点是能最大限度地保持食品原有的性质。

3. 脱水与干燥防腐

将食品水分含量降至一定限度以下（如细菌为10%以下，霉菌为3%～16%以下，酵母为20%以下），微生物则不易生长繁殖，酶的活性也受抑制，从而可以防止食品腐败变质。这是一种保藏食品较常用的方法。

4. 提高渗透压防腐

常用的有盐腌法和糖渍法。盐腌法可提高渗透压，微生物处于高渗状态的介质，可使菌体原生质脱水收缩并与细胞膜脱离而死亡。食盐浓度为8%～10%时，可停止大部分微生物的繁殖，但不能杀灭微生物，杀灭微生物需要食盐的浓度达到15%～20%。糖渍法是利用高浓度（60%～65%）的糖液作为高渗溶液来抑制微生物繁殖，不过此类食品还应在密封和防湿条件下保存，否则容易吸水，降低防腐作用。糖渍食品常见的有甜炼乳、果脯、蜜饯和果酱等。

5. 提高氢离子浓度防腐

大多数细菌一般不能在pH值4.5以下正常发育，故可利用提高氢离子浓度的办法进行防腐。提高氢离子浓度的方法有醋渍法和醋发酵法等，多用于各种蔬菜和黄瓜。醋渍法是向食品内加食醋，酸发酵法是利用乳酸菌和醋酸菌等发酵产酸来防止食品腐败。

6. 添加化学防腐剂

化学防腐剂属于食品添加剂，其作用是抑制或杀灭食品中引起腐败变质的微生物。由于化学防腐剂中某些成分对人体有害，因此在使用时只限于我国规定允许使用的几种防腐剂。

7. 辐照保藏防腐

食品辐照保藏是20世纪40年代开始发展起来的一种新的保藏技术，作用于食品进行灭菌、杀虫、抑制发芽，从而达到食品保鲜并延长食品保存期限的目的。

任务五　了解食品添加剂及其管理

随着食品科学与食品加工业的日益发展，食品添加剂的使用在餐饮等食品的加工中越来越广泛。毫无疑问，科学合理地使用添加剂，对于改善食品的色、香、味等感官性状，甚至提高食品的营养价值，都有着重要的意义和作用。但是，由于目前所使用的大多数食品添加剂是人工合成的化学物质，过量使用甚至滥用不仅能够破坏食品的营养成分，更严重的后果是会不同程度地导致餐饮消费者食物中毒，构成对人身健康的危害。因此，餐饮经营者必须高度重视。

一、食品添加剂的含义及分类

（一）食品添加剂的概念

食品添加剂是指其本身通常不作为食品消费，不是食品的典型成分，而是在食品的制造加工、调制、处理、装填、包装、运输或保藏的过程中，出于技术（包括感官）的目的而有意加入食品的物质，但不包括污染物，或者为提高食品的营养价值而加入食品的 类物质。

（二）食品添加剂的分类

食品添加剂按其来源可分为天然与人工合成两类，即天然食品添加剂与人工合成食品添加剂。天然食品添加剂主要来自动物、植物组织或微生物的代谢产物，人工合成添加剂是通过化学手段使元素和化合物产生一系列化学反应而制成的。

目前天然食品添加剂的品种较少，价格较高，而人工合成食品添加剂的品种比较齐全，价格较低，使用量较小，但其毒性大于天然食品添加剂。人工合成食品添加剂较天然食品添加剂有一定的毒副作用，特别是合成食品添加剂质量不纯、混入有害杂质时，或用量过大时，易造成对机体的危害。所以，目前使用食品添加剂偏重于向天然食品添加剂的方向发展。

二、食品添加剂的作用

随着人们生活水平的提高，消费者对餐饮业、食品加工业生产、提供风味独特与多样化食品的要求越来越高，而食品添加剂正可以在这方面发挥其优势。目前，在食品中所加入的食品添加剂不外乎发挥着如下的作用。

（一）改善食品的感官性状，使加工后的食品色、香、味及外观更加良好

食品的感官性状包括色、香、味、形等在内的各项指标。餐饮业与食品加工业在食品菜点加工时为了改善或提高食品的感官性状，如使菜肴、面点的色泽更加艳丽美观，或使食品具有某种诱人的香气等，就在食品中加入一定量的某种食品添加剂，使其达到理想的效果。例如，适当使用色素、香料、甜味剂、酸味调节剂以及乳化剂、

增稠剂等，都可以从某些方面提高食品的感官质量。

（二）增强食品的耐储藏性，防止食品的腐败变质

防止食品的腐败变质，以增加食品的耐储藏性，是许多食品生产中的生产标准之一。由于有些食品在生产、运输、销售过程中都需要一定的时间或周期，为了在较长的周期中保持食品的新鲜，就必须想方设法延长食品的储藏时间，目前唯一有效的方法就是使用防腐、保鲜类食品添加剂。例如，在有些食品中加入防腐剂，可以控制或抑制食品中有害微生物的繁殖；在含脂肪量较大的食品中加入一定量的抗氧化剂，就可以防止食品在短期内氧化变质。这样一来，就可以有效地延长食品的保存期。

（三）有利于食品的加工操作

有些食品在加工过程中会产生大量的泡沫、气体，或者产生液体混浊等现象，而传统的食品加工为了保证食品的出品质量，就不得不使其自然沉淀、消泡等，使食品的生产时间加长，从而影响生产的正常进行。而当温度不适宜的时候，过长的食品加工时间会影响到食品的质量。但如果在这类食品的生产过程中适当加入具有某种专门作用的食品添加剂，可使其在短时间内即达到符合生产要求的效果。例如，在食品中使用的澄清剂、助滤剂和消泡剂等，都可以起到这样的效果，大大提高了食品质量，缩短了生产周期。

（四）提高食品的营养价值或满足其他特殊需要

在食品加工过程中向食品中加入适当与适量的、属于天然营养素范围的食品强化剂，可以大大提高食品的营养价值，同时也能大大提高食品的利用率。另外，有时候为了满足某种特殊的食品需要，会在食品中加入某些具有特别功能的食品添加剂，使其更适合于某些特殊人群食用。例如，在食品中加入无营养的甜味剂，制成不含糖却又有甜味的食品，可以满足糖尿病患者对甜味食品的需求等。

三、食品添加剂的毒性

近年来随着科学技术的进步，食品毒理学的发展也出现了一些新的趋向。一些新的先进的毒理学测验方法，特别是食品毒理学的评价手段，更趋于完善，使一些以前认为无害的食品添加剂得到重新认识，一些食品添加剂的毒性对人体存在着一定的潜在危害性，应该引起我们的重视。

食品添加剂的有毒性是指食品添加剂中所存在的能够对人体造成一定潜在危害的可能性，指从表面上看暂时不表现为有毒性但实际上有内毒性的性质，这种内毒性包

括致癌性、遗传毒性和叠加毒性。例如，以前各国曾用作肉、人造奶油等防腐剂的硼砂或硼酸，若该物质长期被摄入人体，则具有蓄积快而排出慢的特点，这样一来就会影响消化酶的作用，妨碍营养物质的吸收，长期食用可引起某种程度的食物中毒。再如黄樟素，已被证实具有致癌作用，所以早已被我国禁止使用。

食品添加剂的有毒性没有作用量，也没有允许使用量，如果我们连续地、微量地摄入这些具有毒性的食品添加剂，最终就有可能中毒。也就是说，具有毒性的食品添加剂，在摄取过程中是以蓄积的形式形成的，当蓄积量达到一定的程度时，毒害的结果就可能发生。

（一）致癌性

现在使用的食品添加剂中，用短期试验的方法判断为变异原性的有山梨酸钾、对烃基苯甲酸乙酯、过氧化氢等，有些正在通过动物试验来进一步验证它们的使用安全性。

（二）遗传毒性

现已查明的食品添加剂中的硝基呋喃系列物质，曾广泛当作鱼肉类、火腿、香肠等食品的保鲜剂，但由于具有致癌性与致畸性，世界大多数国家已禁止使用。为了防止毒性危及人类子孙后代的安全，凡是经过微生物第一次、第二次筛选怀疑有遗传毒性的物质，最好不要使用。

（三）叠加毒性

单独使用一种食品添加剂是安全的，当几种食品添加剂同时使用时，情况就不一样了。一般情况下，两种以上的化学物质组合之后会有新的毒性，这种毒性就叫作叠加毒性。食品添加剂出现的叠加毒性，比我们想象的多得多，也严重得多，这是近几年来科学研究成果得出的科学结论。

食品添加剂的一般毒性有叠加的问题，特殊毒性也有叠加的问题。有的两种以上化学物质放在一起，产生具有强变异性的新物质，有些本来不是致癌的化学物质，如果同时与其他的化学物质一起摄入，也有可能在体内产生致癌的新物质。

四、常见的食品添加剂

（一）防腐剂

我国允许使用的品种有苯甲酸（及其钠盐）、山梨酸（及其钾盐）、对羟基苯甲酸乙酯、对羟基苯甲酸丙酯、二氧化硫、焦亚硫酸钠（或其钾盐）、丙酸钙（或其钠盐)、脱氢醋酸、双乙酸钠等。这些防腐剂的毒性都很低。防腐剂的作用主要是抑菌，我国允许使用的防腐剂适用范围一般只限于蛋白质含量较低的食品。允许在防腐剂中使用钠盐和钾盐的主要原因，一般都是提高其溶解度，而目前国外使用山梨酸、山梨酸钾代替发色剂亚硝酸盐，防止肉毒杆菌芽孢的发育，降低了亚硝胺的含量，属于开发山梨酸及其钾盐的其他用途的研究。

防腐剂在餐饮业中主要是运用于干货原料的胀发，以及面包、蛋糕类食品的制作加工等。

（二）抗氧化剂

我国允许使用的抗氧化剂品种有异山梨酸钠、维多酚等，主要用于防止油脂氧化。如大桶中的植物油，一旦加工成食品，则其接触空气中氧的面积增加，很容易酸败，脂肪氧化也是动脉粥样硬化病因研究的重点。因此，抗氧化剂是油脂和脂肪含量高的食品中常使用的食品添加剂。

（三）发色剂

发色剂也称护色剂，是在食品加工过程中加入的，能与食品中某些成分作用而呈现良好色泽的少量化学物质。发色剂通常用于肉类食品，有硝酸盐及亚硝酸盐两类。前者包括硝酸钠及硝酸钾，后者包括亚硝酸钠及亚硝酸钾，但以钠盐使用为主。硝酸钠在食品中经亚硝化菌的作用可还原成亚硝酸钠，亚硝酸钠与肌红蛋白可结合成亚硝基肌红蛋白，从而保持肉制品的红色。此外，发色剂还有一定的防腐作用，能抑制肉毒杆菌的生长。

目前，我国规定硝酸钠与亚硝酸钠的最大用量分别为 0.5mg/kg 及 0.15mg/kg，只能用于鱼类、罐头和肉类制品。酒店中制作腌肉等菜肴时往往使用少量的发色剂。

（四）食用色素

食用色素也称着色剂，是用以使食品着色并改善食品色泽的食品添加剂。按来源可分天然食用色素及人工合成食用色素两类。

1. 天然食用色素

天然食用色素主要来自动植物组织或微生物代谢产物。天然食用色素多数比较安全，有些还有一定的营养价值，但个别的也具有毒性，如藤黄有剧毒，不能用于食品。我国常用的天然食用色素主要有红曲、叶绿素、糖色、姜黄素、胡萝卜素等。

（1）红曲

红曲又名红曲米，是我国特有的天然色素。它是将一种霉菌接种在米上培养而成的。红曲色素，性质无毒，对蛋白质有很强的着色力，如红豆腐乳、卤肉、卤鸡等食品常用之。有些地方食品上还加上番茄酱，色更鲜艳、味更美。

（2）叶绿素

叶绿素可做翡翠色菜肴，如彩色鱼丸等。菠菜或青菜叶汁水即含有叶绿素。有时还在这绿色的汁中滴一点碱，以保持绿色的稳定性。

（3）糖色

糖色又名酱色、焦色，常用于制酱、酱油、醋等。烹调时常用白糖炒成酱色，做红烧菜的色素，这种方法生成的色素对人体无害，可广泛使用。用工业生产法制成的糖色要慎用，因为含有危害人体健康的含氮杂环类化合物。

（4）姜黄素

用生姜的茎姜黄经加工制成的色素称为姜黄素，它常用于配制酒桂圆等方面的着色。

（5）胡萝卜素

胡萝卜素是从胡萝卜和它的植物叶中提炼出来的，常用于人造奶油或奶油着色，安全无害。它本身还是一种营养素。

2. 人工合成食用色素

人工合成食用色素的突出特点是着色力强、色泽鲜艳、成本较低。但人工合成食用色素是以煤焦油中分离出来的苯胺染料为原料制成的，故又称煤焦油色素或苯胺色素，如合成苋菜红、胭脂红及柠檬黄等。这些人工合成的色素一般用于各种饮料、配制酒、糖果、罐头等食品，但因其易诱发中毒、泻泄甚至癌症，对人体有害，故不能多用或尽量不用。

苏丹红的危害

苏丹红并非食品添加剂，而是一种化学染色剂。它的化学成分中含有一种叫萘的化合物，该物质具有偶氮结构，这种化学结构的性质决定了它具有致癌性，对人体的肝肾器官具有明显的毒性作用。苏丹红属于化工染色剂，主要用于石油、机油和其他的一些工业溶剂，目的是使其增色，也用于鞋、地板等的增光。

“苏丹红一号”是一种红色的工业合成染色剂，一般用于溶解剂、机油、汽车蜡和鞋油等产品的染色。

“苏丹红一号”含有偶氮苯，当偶氮苯被降解后，就会产生一种中等毒性的致癌物苯胺。过量的苯胺被吸入人体，可能会造成组织缺氧，呼吸不畅，引起中枢神经系统、心血管系统受损，甚至导致不孕症。动物实验研究表明，“苏丹红一号”可导致老鼠患某些癌症。苏丹红为亲脂性偶氮化合物，主要包括Ⅰ、Ⅱ、Ⅲ和Ⅳ4种类型。国际癌症研究机构将苏丹红Ⅰ、Ⅱ、Ⅲ和Ⅳ列为动物致癌物。

（资料来源：中国食品网，有删改）

（五）食用香料

食用香料是用于改善、增强食品芳香度的食品添加剂，根据来源可分为天然香料与人工合成香料两类。

1. 天然香料

天然香料一般成分复杂，非单一化合物，安全性较高，主要是植物香料，如八角、茴香、花椒、薄荷、桂皮、丁香等，在我国的使用有着悠久历史。但据研究发现，某些香料也含有有毒物质，如桂皮、茴香含有黄樟素，可使动物致肝癌，使用时要注意。

2. 人工合成香料

人工合成香料是纯粹用合成方法制得的，而且通常由数种或数十种香料单体调和而成。各种味道的人工合成香料在实际使用中用量极少，汽水、冰棒等有少量使用。

（六）调味剂

调味剂是调节改善食品滋味的食品添加剂。食品的滋味多种多样，有酸、甜、苦、辣、咸、鲜、涩等味。因此，调味剂的品种也非常多，根据作用不同，一般可分为咸味剂、酸味剂、甜味剂、香料、辣味剂、鲜味剂、清凉剂等。在此介绍一下酸味剂及鲜味剂。

1. 酸味剂

酸味剂的作用是赋予食品酸味，调节食品的pH值，有助于钙等矿物质的吸收，并有一定防腐作用，在食品工业中应用极为广泛。常用的酸味剂分为无机酸和有机酸，在同样的pH值下，有机酸比无机酸的酸感强烈。

2. 鲜味剂

鲜味剂是能改善食品鲜味，增强食品风味的一种食品添加剂，也可称为风味增强剂。适量谷氨酸钠进入人体后可直接被吸收利用，有利于消除大脑疲劳，增强大脑的机能，故一般对身体是有益的。但国外实验发现，大量使用会引起脑、内分泌、内脏等的不良变化，所以要尽量控制使用。

五、食品添加剂的使用原则

由于食品添加剂毕竟不是食物的天然成分，少量长期摄入也有可能存在对机体的潜在危害，随着食品毒理学方法的发展，原本认为无害的食品添加剂近年来发现可能存在慢性毒性和致畸、致突变、致癌性的危害，因此，各国对此均给予充分重视。目前，国际、国内对待食品添加剂均持严格管理，加强评价和限制使用的态度。为确保食品添加剂的食用安全，使用食品添加剂应该遵循以下原则：

（1）各种食品添加剂都必须经过一定的毒理学安全性评价。生产、经营和使用食品添加剂应符合我国的《食品添加剂使用标准》（GB2760—2014）《食品添加剂卫生管理办法》。

（2）鉴于有些食品添加剂具有一定的毒性，应尽可能不用或少用，必须使用时应严格控制使用范围及使用量。

（3）使用食品添加剂应有助于食品的生产、加工和贮存等过程，具有保持食品营养成分、防止食品腐败变质、改善食品感官性状和提高食品质量等作用。

（4）不得以掩盖食品腐败变质或伪造、掺假为目的使用食品添加剂，不得销售和使用污染或变质的食品添加剂。

（5）供婴儿食用的主辅食品，除按规定可以加入食品营养强化剂外，不得加入人工甜味剂、色素、香精等不适宜的食品添加剂。

（6）复合食品添加剂中的各单项物质，必须符合食品添加剂的各有关规定。

（7）生产、使用新的食品添加剂，应事先提出卫生学评价资料和实际使用的依据，经逐级审批后按规定执行。

（8）进口食品添加剂必须符合我国规定的品种和质量标准，并按我国有关规定办理审批手续；出口食品添加剂可根据国外要求生产，但转内销时必须符合我国规定。

（9）应注意食品添加剂的使用方法，在加工过程中若使用不当，可能会产生一些不良的变化。

场景回顾

罂粟是一种毒品，对人体具有一定的伤害作用，长期使用会出现中毒现象。据举报人说，现在已有许多客人长期到该火锅店就餐，已经不知不觉地感染上“吸毒”的不良饮食习惯，举报人就是其中一员。两部门接到举报后，立即成立了联合调查组，对该火锅店的调味料进行了化学鉴定。鉴定结果表明，举报人的举报属实，经营者确实在火锅调味料中加入了数量可观的罂粟壳粉料，对消费者的身体健康构成了严重危害。

项目小结

食品是维护人体生命的物质基础，它提供人体所需的各种营养素，满足人体的能量需求，保障人体健康。但有些食品中含有一些有毒物质或者被一些有毒有害因素污染，引发人体疾病，危害人体的健康与生命。随着社会进步和人民生活水平的提高，人们日益关注食品的安全和卫生问题，食品安全与卫生已成为主要的公共卫生问题。

思考与练习题

一、单项选择题

1. 霉菌发育和产毒条件有（　　）。

A. 水分和湿度　　B. 温度　　C. 基质　　D. 以上各项

2. 以下不属于天然食用色素的是（　　）。

A. 红曲　　B. 叶绿素　　C. 柠檬黄　　D. 糖色

3. 预防黄曲霉毒素对人体健康危害的方法有（　　）。

A. 防霉　　B. 去毒　　C. 限制毒素含量　　D. 以上各项

4. 有些金属，正常情况下人体只需极少的数量或者人体可以耐受极小的数量，剂量稍高即可出现毒性作用，这些金属被称为有毒金属或金属毒物。以下不属于金属毒物的是（　　）。

A. 汞　　B. 铅　　C. 钠　　D. 砷

5. 陶器、瓷器表面涂覆的陶釉或瓷釉称为釉药，同以下（　　）食品长期接触容易溶入食品，使食用者中毒。

A. 醋　　B. 果汁　　C. 酒　　D. 以上各项

二、简答题

1. 为保证食品安全，如何改进烟熏食品的熏制技术？
2. 二噁英类化合物对人体产生的危害有哪些？
3. 简述过多食用烧烤食品的危害。

项目七　食品的卫生及其管理

任务导入

国家为保障消费者健康，对各种食品制定了卫生标准的单项卫生管理办法和卫生要求。从食品原料的进货到储存，均要保质、保鲜、防污染、防腐败变质，尤其应该注意保质措施的落实；在加工制作过程中，每道工序、每个环节都应该加强检查，防止污染，严禁采用有毒、有害变质的原料加工制作食品。对此，旅游从业人员应了解或熟悉。

学习目标

- 了解食品污染与腐败变质的原因
- 熟悉食品卫生的基本要求，食品污染及其对人体健康的影响
- 掌握各类食品的卫生检验标准和方法

任务场景

2012 年 3 月 21 日，浙江、安徽、上海、江苏、重庆、山东六省市公安机关在公安部现场统一指挥下集中对浙江金华特大新型地沟油专案实施收网行动。如何鉴别地沟油？通过本项目的学习，你会找到答案。

任务一　了解植物性食物的卫生与管理

一、粮豆类的卫生与管理

（一）粮豆类主要的卫生问题

1. 农药残留

粮豆中农药残留可来自防治病虫害和除草时直接施用的农药和通过水、空气、土

壤等途径对环境中污染的农药残留物的吸收。我国目前使用的农药80%～90%为有机磷农药，1993年我国曾报道谷类中残留的敌敌畏和甲胺磷分别占最大残留限量标准的7.87%和39.15%。

2. 真菌和真菌毒素污染

粮豆类在农田生长期、收获及贮藏过程中的各个环节均可受到真菌污染。当环境湿度较大、温度增高时，真菌易在粮豆中生长繁殖并使粮豆发生霉变，不仅使粮豆的感官性状改变，降低或失去其营养价值，而且还可能产生相应的真菌毒素，对人体健康造成危害。常见的污染粮豆的真菌有曲霉、青霉、毛霉、根霉和镰刀菌等。

3. 仓储害虫的污染

我国常见的仓储害虫有甲虫（大谷盗、米象、谷蠹和黑粉虫等）、螨虫（粉螨）及蛾类等50余种。仓库温度在18～21℃、相对湿度在65%以上时，适于虫卵孵化及害虫繁殖；仓库湿度在10℃以下时，害虫活动减少。仓储害虫在原粮、半成品粮豆上都能生长并使其降低或失去食用价值。

4. 自然陈化

粮豆类在贮存过程中，由于自身酶的作用，营养素发生分解，从而导致其风味和品质发生改变的现象，称为自然陈化。

5. 有毒植物种子的污染

毒麦、麦仙翁籽、毛果洋茉莉籽、槐籽、曼陀罗等植物种子，在收割粮豆类作物时容易混入。这些种子都含有有毒成分，误食后会对机体产生一定的毒性作用。

6. 有毒有害物质的污染

有毒有害物质主要是汞、镉、铅、铬、氰化物等，其污染主要是由用未经处理或处理不彻底的工业废水和生活污水对农田、菜地实施灌溉造成的。一般情况下，污水中的有害有机成分经过生物、物理及化学方法处理可减少甚至消除，但以金属毒物为主的无机有害成分或中间产物难以去除。

7. 无机夹杂物的污染

优质粮粒应颗粒完整、大小均匀、坚实丰满、表面光滑，具有各种粮粒固有的色泽和气味，无异味、无毒变、无虫蛀、无杂质，水分在15%以下，各项理化指标应符合国家卫生标准。

污染谷类的无机夹杂物主要包括泥土、砂石和金属等，分别来源于田间、晒场、农具及机械设备，这类污染物不仅影响感官性状，并且损伤牙齿和胃肠道组织，对人体造成一定损害。

8. 掺伪

粮食的掺伪有以下几种：

（1）为了掩盖霉变，在大米中掺入霉变米、陈米；将陈小米洗后染色冒充新小米。煮食这类粮食有苦辣味或霉味。

（2）为了增白而掺入有毒物质，如在米粉和粉丝中加入有毒的荧光增白剂；在面粉中掺入滑石粉、太白粉、石膏，在面制品中掺入禁用的吊白块等。

（3）以次充好，如在粮食中掺入砂石、糯米中掺入大米、藕粉中掺入薯干淀粉等。还有的从面粉中抽出面筋后，其剩余部分冒充面粉或混入好面粉中出售。

（4）豆浆加水，豆腐制作时加米浆或纸浆；点制豆腐脑时加尿素，豆芽生长过程中使用尿素、硝酸盐等化肥。

这些卫生问题非常普遍，需引起注意。

（二）粮豆类的卫生管理

1. 贮藏的卫生管理

粮豆类入库前要做好质量检查；仓库应定期清扫，以保证清洁卫生；严格控制库内温度、湿度，按时翻仓、晾晒；定期监测粮豆类温度和水分含量的变化，加强粮豆类的质量检查，防止霉菌和昆虫的污染；粮豆类使用药剂熏蒸后，其残留量应符合国家卫生标准，这样才可出库、加工和销售。

2. 加工的卫生管理

粮豆类在加工时应将有毒植物种子、无机夹杂物、霉变谷类去除；粮豆类的水分含量应控制在粮食12%~14%、豆类10%~13%；面粉加工时应控制增白剂的使用量，以免过量添加，危害人体健康；优质面粉和米粉应呈粉末状，颜色均匀一致，无异味、无霉味，气味和滋味正常；用手握紧后放开不成团，不含杂质，无蛀虫和结块。

禁止使用尿素等化肥促进豆芽的生长。发酵性豆制品如腐乳、豆豉等加工过程中使用的菌种应定期鉴定，防止菌种变异和黄曲霉的污染。

3. 运输、销售的卫生管理

粮豆类运输应有专用车船，并定期清洗消毒，禁止用装过农药、毒品或有异味的车船装运粮豆类；使用符合卫生标准的专用粮豆类包装袋；粮豆类在销售过程中应防虫、防鼠和防潮，霉变和不符合卫生要求的粮豆类禁止加工销售。

二、蔬菜水果的卫生与管理

（一）蔬菜水果的卫生问题

1. 腐败变质的污染

蔬菜水果在采收后仍继续进行着呼吸作用，在有氧条件下，蔬菜水果中的糖类或其他有机物氧化分解，生成二氧化碳和水，并释放出大量的热；在无氧条件下，则生成酒精和二氧化碳，释放出少量的热。

因呼吸作用分解产生的代谢产物，可导致蔬菜水果腐烂变质，尤其是无氧条件下呼吸作用产生的酒精在蔬菜水果组织内不断堆积，还可加速腐烂变质。

2. 微生物和寄生虫卵污染

蔬菜在栽培中会因利用人畜的粪、尿作肥料而容易被肠道致病菌和寄生虫卵污染。国内外每年都有许多因生吃蔬菜而引起肠道传染病和肠寄生虫病的报道。蔬菜、水果在收获、运输和销售过程中若卫生管理不当，也可被肠道致病菌和寄生虫卵所污染，一般表皮破损严重的水果大肠菌检出率高。所以，水果与肠道传染病的传播也有密切关系。

3. 工业废水和生活污水污染

用工业废水和生活污水灌溉菜田，可增加肥源和水源，提高蔬菜产量，还可使污水在灌溉循环中得到净化，减少对大自然水体的污染。但用未经无害化处理的工业废水和生活污水灌溉，可使蔬菜受到其中有害物质的污染。工业废水中的某些有害物质还可影响蔬菜的生长。

4. 农药残留

使用过农药的蔬菜和水果在收获后常会有一定量的农药残留，如果残留量大，将对人体产生一定危害。绿叶蔬菜尤其应该注意这个问题。

5. 亚硝酸盐含量

肥料和土壤中的氨氮，除大部分参与了植物体内的蛋白质合成外，还有一小部分通过硝化及亚硝化作用形成硝酸盐及亚硝酸盐。正常生长情况下，蔬菜和水果中硝酸盐与亚硝酸盐的含量是很少的。但在生长时碰到干旱、收获后不恰当的环境存放或腌制方式等，都会使硝酸盐与亚硝酸盐的含量有所增加。过量的硝酸盐与亚硝酸盐，一方面会引起作物的凋谢枯萎，另一方面人畜食用后会引起中毒。减少蔬菜和水果中硝酸盐与亚硝酸盐含量的办法，是合理的田间管理和低温储藏。

（二）蔬菜水果的卫生管理

1. 贮藏的卫生管理

根据蔬菜水果的不同种类和特性，选择适宜的贮藏条件。贮藏时应防止损伤，经常检查，及时剔除已腐败变质的蔬菜水果。如果冷藏，要注意选择最适宜的冷藏温度，避免冻伤蔬菜水果组织。

2. 加工的卫生管理

蔬菜水果加工时应剔除腐败变质及不可食用部分。洗涤时要求清洗干净，直接食用的蔬菜水果最好消毒。

（三）蔬菜水果的卫生质量要求

1. 蔬菜的卫生质量要求

优质蔬菜鲜嫩，无黄叶，无伤痕，无病虫害，无烂斑；次质蔬菜梗硬，老叶多，枯黄，有少量病虫害、烂斑和空心，经挑选后可食用；变质蔬菜严重腐烂，有腐臭气味，亚硝酸盐含量增多且有毒，或蔬菜严重虫蛀、空心，不可食用。

2. 水果的卫生质量要求

优质水果表皮色泽光亮，肉质鲜嫩、清脆，有固有的清香味；次质水果表皮较干，不够光泽丰满，肉质鲜嫩度差，清香味减退，略有小烂斑点，有少量虫伤，去除腐烂和虫伤部分仍可食用；变质水果严重腐烂、有虫蛀、变味，不可食用。

水果打蜡成“行规”市民购买需谨慎

随着人们健康饮食观念的改变，水果的消费需求不断增长。但是，不断出现的水果问题，也让人不免有些担心。给水果打蜡已是普遍现象，打过蜡的水果卖相好，因此价格也高，打蜡水果比一般水果可多存放一个多星期。

从路边小贩、水果批发市场到超市，都可以找到经过打蜡的水果。商家对水果打蜡早已习以为常，认为水果打蜡是一种“行规”。

给水果打蜡是国际上允许的保鲜方法，因为水果打蜡一般用食用蜡，合理打蜡对人体健康不会有太大影响。但一些不法商贩经常使用工业蜡给水果打蜡，其中所含的汞、铅可能通过果皮渗透进果肉。食用打蜡水果的危害也不是一朝一夕就能体现出来的，频繁食用打蜡水果，对人的身体会带来危害。

专家建议，市民在购买水果时不能只看果品的外表，而是要从气味、颜色两方面挑选。另外，反季节水果尽量少买，价格便宜的本地水果不会打蜡，可多选购本地一些外表“朴实”的水果。为了安全起见，市民在食用时最好削掉果皮。

（资料来源：中国经济网，有删改）

任务二　了解动物性食物及其制品的卫生与管理

一、畜肉及其制品的卫生与管理

（一）牲畜宰后的变化及其食品卫生学意义

牲畜宰后其肉品一般发生 4 个阶段即僵直阶段、成熟阶段、自溶阶段和腐败阶段的变化，前两个阶段的肉品称为新鲜肉。

1. 僵直阶段

刚宰杀后的牲畜，其肉品呈中性或弱碱性，即 pH 值为 7.0～7.4。随着肌肉中组织酶的作用和微生物酶的作用，肌肉组织中的糖原和含磷有机化合物被分解为乳酸、磷酸，使肉品的酸度增加，pH 值下降，当 pH 值下降至 5.4 时，由于达到了肌凝蛋白的等电点，这时肌凝蛋白凝固，使肌纤维出现变硬僵直现象。僵直现象一般在牲畜宰后夏季 1.5h、冬季 3～4h 出现。

僵直阶段的肉品，其食品卫生学意义有以下几个方面：

(1) 最适宜冷藏。

(2) 不适宜作烹饪原料。

2. 成熟阶段

僵直期肉品中糖原仍然继续分解为乳酸，pH 值继续下降，肌肉中结缔组织因而逐渐软化，肉品也就变得柔软多汁，具有弹性，味美鲜香，这个过程称为肉的后熟阶段。此时的肉品就进入了成熟阶段。在 4℃环境温度时，肉品经 1～3 天就可完成成熟过程。环境温度较高时可缩短成熟阶段。

成熟阶段的肉品，其食品卫生学意义表现在以下几个方面：

(1) 最适合作烹饪原料。

(2) 适宜冷藏。

(3) 具有无害化作用。

3. 自溶阶段

成熟阶段的肉品在室温或较高温度下存放，肌肉中组织酶的活性增强，即使在无菌情况下，组织中营养成分继续被分解，从而导致自溶现象发生，此时肉品进入自溶阶段。由于内脏含组织酶比肌肉多，因此内脏自溶速度较肌肉快。

自溶阶段的肉品，其食品卫生学意义有以下几个方面：

(1) 肉品品质下降。

(2) 失去贮藏性。

4. 腐败阶段

自溶阶段的肉品在大量微生物的作用下，营养成分分解并引起肉品恶臭、变绿、发黏的过程即为肉的腐败，此时的肉品进入腐败阶段。腐败肉因含有蛋白质、脂肪，被分解时产生胺类、醛类、酮类、硫化氢及细菌毒素等腐败产物，故禁止食用。

（二）主要的卫生问题

1. 腐败变质

肉类在加工和保藏过程中，如果卫生管理不当，往往会发生腐败变质。健康畜肉的 pH 值（5.6～6.2）较低，具有一定的抑菌能力；而病畜肉 pH 值（6.8～7.0）较高，且在宰杀前有细菌侵入机体，由于细菌的生长繁殖，可使宰杀后的病畜肉迅速分解，引起腐败变质。

2. 人畜共患传染病

对人有传染性的牲畜疾病，称为人畜共患传染病，如炭瘟、布氏杆菌病和口蹄疫等。有些牲畜疾病如猪瘟、猪出血性败血症，虽然不感染人，但当牲畜患病以后可以继发沙门菌感染，同样可以引起人的食物中毒。

（1）炭疽。炭疽是对人畜危害最大的传染病，病原体是炭疽杆菌。炭疽杆菌在未形成芽孢前，对外界环境的抵抗力很弱，经 55℃ 加热 10～15min 即可死亡；但形成芽孢以后，抵抗力增强，需经 140℃ 干热 3min 或 100℃ 蒸气 5min 才能杀灭。

炭疽主要是牛、羊和马等牲畜的传染病。症状是眼、耳、鼻及口腔出血，血液凝固不全，呈暗黑色沥青样。猪一般患局部炭疽，宰杀前一般无症状，主要病变为颌下淋巴结、咽喉淋巴结与肠系膜淋巴结剖面呈砖红色，肿胀变硬。炭疽杆菌在空气中经 6h 即可形成芽孢，因此，发现炭疽后必须在 6h 内立即采取措施，进行隔离消毒。发现炭疽的饲养及屠宰场所及其设备，必须用含 20% 有效氯的漂白粉澄清液消毒，亦可用 5% 的甲醛溶液消毒。病畜应就地用氢氧化钠或 5% 甲醛溶液消毒，不放血焚烧或在 2m 以下深坑加生石灰掩埋。同群牲畜应立即用炭疽杆菌芽孢菌苗和免疫血清预防注射，并进行隔离观察。病畜感染炭疽的主要方式是皮肤接触或空气吸入，表现为全身出血、脾脏肿大。屠宰人员应进行青霉素预防注射，并用 2% 的来苏水对手、衣服进行消毒，工具可煮沸进行消毒。

（2）鼻疽。鼻疽是马、骡、驴比较多发的一种烈性传染病，病原体为鼻疽杆菌，可经消化道、呼吸道及损伤的皮肤和结膜感染。患鼻疽病的牲畜可见鼻腔、喉头和气管有粟粒状大小结节以及高低不平、边缘不齐的溃疡，肺、肝和脾有粟粒至豌豆大结节。病死牲畜的处理同炭疽病。

（3）口蹄疫。其病原体为口蹄疫病毒。以牛、羊、猪等偶蹄兽最易感染，是高度接触性人畜共患传染病。病畜主要表现是口角流涎呈线状，口腔黏膜、齿龈、舌面和鼻翼边缘出现水疱，水疱破裂后形成烂斑；猪的蹄冠、蹄叉也发生水疱。

凡患口蹄疫的牲畜，应立即屠宰，同群牲畜也应全部屠宰。

（4）猪瘟。猪瘟是猪的一种急性接触性传染病，又称猪霍乱，俗称“烂肠瘟”，是一种具有高度传染性的疫病，是威胁养猪业的主要传染病之一。其特征是急性，呈败血性变化，实质器官出血，坏死和梗死；慢性呈纤维素性坏死性肠炎，后期常有副伤寒及巴氏杆菌病继发。猪患上述病时，全身抵抗力下降，其肌肉和内脏往往伴有沙门菌继发感染，误食此类病猪易引起人的食物中毒。

（5）囊虫病。其病原体在牛体内为无钩绦虫，在猪体内为有钩囊虫。牛、猪是绦虫的中间宿主，幼虫在猪和牛的肌肉组织内形成囊尾蚴，并多寄生在舌肌、咬肌、臀肌、深腰肌和膈肌中。肉眼可见白色、绿豆大小、半透明的水泡状包囊，受感染的猪肉一般称为“米猪肉”。人食入含有囊尾蚴的病畜肉后，即可感染绦虫病，并成为绦虫的终末宿主。病畜肉凡在 $40cm^2$ 的肌肉上发现囊尾蚴少于 3 个的，可用冷冻或盐腌法处理后再食用；凡在 $40cm^2$ 肌肉上发现 4 ~5 个的，应采用高温法处理；如发现多于 6 个以上者，禁止食用，可销毁或做工业用。

（6）旋毛虫病。其病原体是旋毛虫，多寄生在猪、狗、猫、鼠等体内，主要寄生在膈肌、舌肌和心肌，而以膈肌最为常见。当人食入含有旋毛虫包囊的病畜肉后，约 1 周后会在人体肠道内发育为成虫，并产生大量新幼虫，钻入肠壁，经血流向肌肉，移行到身体各部分，损害人体健康。患者逐渐出现恶心、呕吐、腹泻、高热、肌肉疼痛症状。人患旋毛虫病在临床诊断和治疗上均比较困难，故必须加强肉类食品的卫生管理。

取病畜两侧膈肌角各一块，约 20g 重，分剪成 24 个肉块，在低倍显微镜下观察，在 24 个检样中旋毛虫不得超过 5 个，肉可以经高温处理后食用，超过 5 个则销毁或做工业用。

（7）结核。结核由结核杆菌引起，牛、羊、猪和家禽等均可感染，特别是牛型和禽型结核杆菌，可传染人。患畜表现为全身消瘦、贫血、咳嗽、呼吸音粗糙，颌下、乳房及其他体表淋巴结肿大变硬。局部病灶有大小不一的结节，呈半透明或白色，也可呈干酪样钙化或化脓等。如结核杆菌侵犯淋巴结，可见肿大化脓，切面呈干酪样。患全身性结核时，脏器及表面淋巴结可同时呈现病变。

病畜肉的处理原则：全身性结核且消瘦的病畜全部销毁，不消瘦病畜病变部分切除销毁，其余部分经高温处理后食用。个别淋巴结或脏器有结核病变时，局部废弃，其他部位仍可食用。

3. 宰前死因不明

首先应检查肉尸是否放过血，如放过血就是活宰；如未放过血则为死畜肉。死畜肉的特点是肉色暗红，肌肉间毛细血管淤血，切开肌肉用刀背按压，可见暗紫色淤血溢出。死畜肉可能来自病死、中毒或外伤死亡的牲畜。如为一般疾病或外伤死亡，又未发生腐败变质的，废弃内脏可经高温处理后食用；如为人畜共患疾病的，则不得任意食用；死因不明的畜肉，一律不准食用。

4. **药物残留**

动物用药包括抗生素、抗寄生虫药、激素及生长促进剂等。常见的抗生素类有内酰胺类（青霉素、头孢菌素）、氨基糖苷类（庆大霉素、卡那霉素、链霉素、新霉素）、四环素类（土霉素、金霉素、四环素）、大环内酯类（红霉素、螺旋霉素），多肽类（牯菌素）以及氯霉素、新生霉素等；合成的抗生素有磺胺类、喹啉类、呋喃唑酮、抗原虫药；天然型激素有雌二醇、黄体酮；抗寄生虫药有苯异咪唑类等。

畜禽的治疗一般用药量大、时间短，而饲料中的添加用药量虽少，但持续时间长，两者都可能会在畜禽肉体中残留，或致中毒，或使病菌耐药性增强，危害人体健康。世界卫生组织于1969年建议各国对动物性食品中抗生素的残留量提出标准。我国已相继制定出畜禽肉中土霉素、四环素、金霉素残留量标准。

5. **使用违禁饲料添加剂**

常见的有往老牛身上注射番木瓜酶以促进肌纤维的软化，冒充小牛肉卖高价；给圈养的鸡饲以砷饲料，使鸡皮发黄而冒充散养鸡卖高价；近年来还有人给畜禽肉注水以加大重量等。

（三）禽畜肉的卫生管理

1. **屠宰场的卫生管理**

肉类联合加工厂、屠宰厂及肉制品厂，应建在地势较高、干燥、水源供应充足、交通方便、无有害气体和其他污染源、下水道通畅和排污方便的地区。屠宰场的选址，必须与生活饮用水的地表保护区有一定距离，不应干扰或影响居民生活和公共场所的活动。厂房设计应符合流水作业的要求，即按饲养、屠宰、分割、加工、冷藏的作业线合理设置，避免交叉污染。

2. **屠宰的卫生管理**

根据肉品检验结果，可将肉品质量分为以下3类：

（1）可食肉（良质肉）：健康牲畜肉，可直接食用。

（2）条件可食肉：病畜肉通过处理后达到无害化标准才可食用的肉。无害化处理方法有高温、冷冻、盐腌、产酸或炼食用油等。

（3）废弃肉（劣质肉）：患有烈性传染病如炭疽或严重寄生虫病如襄虫病的畜肉，以及死因不明的畜肉，禁止食用。

3. **贮藏的卫生管理**

肉及肉制品贮藏时要做好检验工作，凡质量不合格的肉及肉制品不能入库贮藏。

肉及肉制品应按入库时间、生产日期和批号分别存放，存放时应吊挂或放置于容器，不能直接着地存放。垛间的距离相隔 30～40cm，距离墙边应有 30cm。

贮藏期间库内的温度、湿度应按不同肉制品设置。定期检查肉品质量，及时处理已有变质迹象的肉品，出库时遵循先进先出的原则。

贮藏库有防蝇、防尘、防鼠措施，定期进行清洗消毒工作。

4. 运输的卫生管理

运输鲜肉和冻肉要使用密闭冷藏车，鲜肉应倒挂，冻肉可堆放运输。合格肉与病畜肉、鲜肉与熟肉制品不可同车运输。鲜肉与内脏不可混放。短途运输时若使用敞车，应该上盖下垫，有防尘、防雨、防晒、防蝇设施，卸肉时应有铺垫。

运输熟肉制品应有专用车辆和专用容器，每次使用前后必须进行清洗消毒。无专用车辆则要有专用的密闭包装容器，禁止用运输过化学药品或污染严重、不易清除污垢的车辆运输肉及肉制品。

搬运工人应穿戴清洁消毒的工作衣帽、鞋和手套，搬运病畜肉、鲜肉、熟肉及其他肉制品的工人要分开工作，避免交叉污染。

5. 销售的卫生管理

销售部门应对肉及肉制品进行验收，不收售腐败变质或未经检验检疫部门检验合格的肉及肉制品。销售鲜肉和冻肉应有挂放场所和解冻池，肉品不可直接放在地面。当天销售不完的肉品应及时冷藏保存，刀、砧板应专用并消毒。肉馅应现绞制现卖，制作肉馅的原料肉要符合鲜肉的卫生质量要求，绞制过程中不得加入零星绞肉、血污肉、次质肉、变质肉和污染严重的肉。

销售熟肉制品，应做到专用销售间、专人销售、专用工具售货、专用冷藏设施、专用消毒设备及防蝇防尘设备，每次销售前后应彻底清洗消毒。无冷藏条件的，熟肉制品销售时间超过 6h 后应再彻底加热杀菌后出售，腐败变质食品不允许销售。销售人员不得用手直接拿取熟肉制品，销售过程中人员、工具和容器必须做到生熟分开，实行工具售货制度，做到货钱分开。未售完的熟肉制品要低温冷藏，隔日需进行质量检查。

（四）死禽畜肉的鉴定和处理

死禽畜肉指牲畜因各种原因死后屠宰的肉品。由于未经放血或放血不彻底，死畜肉具有以下特征：肉品有淤血点或黄染现象，脂肪偏红，肌肉呈暗红色，无弹性，切开肌肉按压时有暗紫色淤血溢出，切面不干燥。牲畜死亡的原因有患病，中毒，烧、淹、轧等物理性致死或死因不明。死畜肉必须确定死亡原因后才能作出相应的卫生处理。如死亡原因确定为一般性疾病或物理性死亡，而肉品未出现腐败变质迹象，内脏废弃，肉品经高温处理后可以食用；如牲畜的致死原因为人畜共患传染病，其肉品按兽医卫生检验和检疫部门规定进行处理；死因不能确定的死畜肉，其肉品不得食用。

（五）肉品的卫生检验

肉品卫生检验的目的是让患病牲畜与健康牲畜分开，避免肉品间相互污染，从而保障人们健康。

1. 宰前检验

牲畜宰前应进行外观和行为观察，测体温，必要时进行细菌学检查。

2. 宰后检验

（1）头部检验：检查颌下淋巴结有无炭疽、结核、猪瘟和猪丹毒等病灶和切面检查咬肌是否有囊虫寄生。

（2）内脏检验：主要观察脏器外表、形态、大小、色泽是否有异常和寄生虫寄生等。

（3）肉品检验：主要检验皮肤是否有充血、出血、溃疡、疹块等，肌肉和脂肪的色泽、弹性及有无异常等。

二、蛋类的卫生与管理

（一）蛋类的卫生问题

1. 沙门氏菌及其他微生物的污染

蛋壳表面细菌很多，清洁的卵壳表面有细菌400万~500万个，而脏蛋壳表面细菌达1.4亿~9亿个。蛋壳表面易受沙门氏菌的污染，尤其是水禽蛋，感染率较高，不得用作糕点原料。

鲜蛋的微生物污染途径有3个：

（1）卵巢的污染（产前污染）

禽类感染沙门氏菌及其他微生物后，可通过血液循环进入卵巢，当卵黄在卵巢内形成时可被污染。

（2）产蛋时污染（产道污染）

禽类的排泄腔和生殖腔是合一的，蛋壳在形成前排泄腔里的细菌向上污染输卵管，从而导致蛋受污染。蛋从泄殖腔排出后，由于外界空气的自然冷却，引起蛋内容物收缩，空气中的微生物可通过蛋壳上小孔进入蛋内。

（3）产蛋场所的污染（产后污染）

蛋壳可被环境中的禽类、禽窝、人手以及装蛋容器上的微生物污染。

此外，蛋因搬运、贮藏受到机械损伤，蛋壳破裂，极易受微生物污染，发生变质。

2. **农药及其他有害物质的污染**

饲料受农药、重金属污染，以及饲料本身含有的有害物质如棉饼中游离棉酚、菜籽中硫葡萄糖甙可以向蛋内发生转移和蓄积，造成蛋的污染。

3. **生蛋清中抗生物素、抗胰蛋白酶的污染**

前者影响生物素的吸收，后者抑制胰蛋白酶的活性，当蛋煮熟后，这两种物质可被破坏。

（二）鲜蛋的卫生管理

为了防止微生物对鲜蛋的污染，应加强禽类饲养过程中的卫生管理，确保禽体和产蛋场所的清洁卫生。

1. **鲜蛋贮藏的卫生管理**

鲜蛋最适宜在温度1~5℃、相对湿度87%~97%的条件下存放。当鲜蛋从冷库中取出时，应先在预暖间放置一定时间，以防止因温度升高过快产生冷凝水而引起的出汗现象。鲜蛋用水玻璃液浸泡后，放置在10℃的室温下可保存8~12个月，但易造成蛋散黄。若无冷藏条件，鲜蛋也可保存在米糠、稻谷、木屑或锯末中，以延长保存期。

2. **鲜蛋运输的卫生管理**

运输鲜蛋的容器应坚固，能耐受较大的外力而不损坏，避免发生蛋壳破裂。用于运输的容器、车辆，应清洗消毒。装蛋的容器和铺垫的草、谷糠应干燥，无异味。鲜蛋不应与散发特异气味的物品同车运输。运输途中要防晒、防雨，以防止蛋的腐败变质。

3. **鲜蛋销售的卫生管理**

鲜蛋销售前必须进行卫生检验，符合鲜蛋卫生检验检疫要求方可出售。

（三）蛋制品的卫生管理

（1）加工蛋制品的蛋类原料应符合鲜蛋质量要求。

（2）皮蛋制作过程中要注意碱、铅的含量，目前以氧化锌或碘化物代替氧化铅加工皮蛋，可明显降低皮蛋的铅含量。

（3）制作冰蛋和蛋粉时，为防止沙门氏菌的污染，应采取以下措施：

①打蛋前必须清洗干净并用漂白粉溶液（有效氯0.0%~0.1%）浸泡消毒5min，取出后在4h内晾干再打蛋。

②凡接触蛋液的工具、容器应用4%碱水消毒，冲洗干净，再用蒸气消毒10min。

③打蛋时采取合规的方法，即一个蛋打一个盆，防止次蛋污染蛋液。

④加工人员应遵守卫生操作规定，打蛋前必须洗手到肘部，用75%酒精消毒。使

用隔氧材料包装蛋粉，以防止脂肪的氧化。包装材料可外涂石蜡，以阻止蛋粉受潮变质。

⑤冰蛋冷藏时不得和肉品、水产品等同放一室，以防止交叉污染。大块切分时，所用的刀和砧板等工具应清洁干净，余下部分应重新包装冷藏。

（四）蛋类的卫生质量要求

1. 鲜蛋的质量鉴定

对鲜蛋的质量鉴定，可通过感官检验和灯光透视法来检验其质量。

（1）感官检验法

感官检验法包括眼看、手摸、耳听和鼻闻 4 种方法。

①眼看：观察蛋的大小、形状、颜色，表面是否清洁、长霉、破裂及光滑程度。

新鲜蛋的蛋壳应完整，颜色正常，略有一点粗糙，蛋壳上有一层霜状物。如果蛋壳颜色变灰、变黑，说明蛋内容物已腐败变质。如果蛋壳表面光滑，说明该蛋已孵化产出一段时间。

②手摸：用手摸蛋的表面、试重量、试重心。如果蛋壳手摸光滑，则一般为孵化蛋；蛋放在手中试重量，若较轻则说明蛋因存放过久而水分蒸发为陈蛋，较重则表明蛋为熟蛋或水泡蛋；把蛋放在手心翻转几次，若始终为一面朝下，则为贴壳蛋。

③耳听：把蛋与蛋轻轻互相碰击，若发出清脆声，则为鲜蛋；哑声则为裂纹蛋；空空声则为水花蛋；嘎嘎声则为孵化蛋。

④鼻闻：用嘴对蛋壳哈一口热气，再用鼻子闻其味，若有臭味则为黑腐蛋；若有酸味则为泻黄蛋；若有霉味则为霉蛋；若有青草味或异味，则说明蛋与青饲料放在一起或在有散发特殊气味的环境中贮藏。

（2）灯光透视法

灯光透视法是在暗室里将蛋放在照蛋器上的光线小孔处，利用蛋对光线的半透过性，把蛋上下左右前后轻轻转动，观察蛋壳是否有裂缝、蛋壳内气室的大小、蛋的透明度、蛋黄移动的影子和其他异常现象。

通过上面的综合检验，新鲜蛋的质量要求是蛋壳清洁完整，表面附有一层霜状的粉末，轻轻使蛋与蛋相互撞击，会发出清脆声，灯光透视整个蛋呈微红色，蛋黄不见或略见阴影，打开后蛋黄凸起完整并带有韧带。

2. 皮蛋的质量鉴定

优质皮蛋色料和外壳应完整，无霉点；蛋上抛落下时有弹性感，摇晃时无晃荡感；蛋白凝固，清洁有弹性；蛋黄呈淡褐或淡黄色，中心较稀；气味芳香，无辛辣味。若皮蛋无弹性且感觉轻飘，或耳听有水响声，则为劣质蛋。凡是腐败发臭、发霉、液化的皮蛋，不得食用。

皮蛋在制作过程中使用黄丹粉（氧化铅），常引起铅的污染。我国规定皮蛋中铅含量不得超过0.5mg/kg。

皮蛋存放过久，因蛋内水分蒸发，可使蛋白变硬，食后不易消化，故皮蛋制作好后保存期限一般为2~3个月。

3. 咸蛋的质量鉴定

咸蛋经灯光透视，蛋黄应呈鲜红色，圆如球形，蛋黄靠一边，蛋黄浓缩且质地硬，蛋白应清亮透明。咸蛋煮熟后蛋白白嫩，蛋黄食用时有细砂感，富有油脂，清香适口。散黄咸蛋若无腥臭味或呈水样咸蛋，未出现腐败变质现象，均可食用。如果蛋白、蛋黄全部发黑或全部水样，则禁止食用。

三、鱼类等水产品的卫生与管理

（一）鱼类等水产品死后的变化

鱼类死后的变化与畜禽肉相似，仅各阶段时间的变化比畜肉短，所以鱼类较畜禽肉易腐败变质。

（二）鱼类等水产品的卫生问题

1. 腐败变质

活鱼的肉一般是无菌的，但鱼的体表、鳃及肠道中均含有一定量的细菌，当鱼体开始腐败时，体表层的黏液蛋白被细菌酶分解，变得混浊并有臭味；表皮结缔组织被分解，会致使鱼鳞易于脱落；眼球周围组织被分解，会使眼球下陷、混浊无光；鳃部则在细菌的作用下由鲜红变成暗褐色并带有臭味；肠内细菌大量繁殖产气，使腹部膨胀，肛门膨出；可导致肌肉与鱼骨脱离，发生严重的腐败变质。

2. 寄生虫病

食用被寄生虫感染的水产品可引起寄生虫病。寄生虫病在我国主要有华支睾吸虫（肝吸虫）病及卫氏并殖吸虫（肺吸虫）病两种。预防华支睾吸虫病应当采取治疗病人、管理粪便、不用新鲜粪便喂鱼、不吃“鱼生粥”等综合措施。预防卫氏并殖吸虫病最好的方法是加强宣传不吃“鱼生”（即生鱼片），不吃生蟹、生泥螺，石蟹或蝲蛄要彻底煮熟方可食用。

3. 工业废水污染

工业废水中的有害物质未经处理排入江河、湖泊，污染水体进而污染水产品，食用后可引起中毒。选购时尽量避免选择来自严重污染地区的产品。近年国外有鱼类等水产品被放射性污染的报告，亦应引起重视。

（三）鱼类等水产品的卫生管理

1. 鱼类的保鲜

低温保藏分为冷藏、冷冻两种。冷藏多采取人工冰将鱼体温度降低至 -1℃左右，保藏期限较短，一般为 5 ~ 14 天。冷冻则采用 -40 ~ -25℃急速冷冻，然后在 -20 ~ -15℃冷库中存放，保藏期较长。但冷藏期限以不超过 6 ~ 9 个月为宜，尤其是脂肪含量高的鱼体，不宜长期贮藏，因为在 -23℃以下鱼体组织中脂肪酶的活性会受到抑制。鱼类在冷冻前应进行卫生质量检验，只有新鲜、清洁程度高的鱼体方可冷冻保藏。

盐腌保藏一般要求盐浓度达到 15% 以上，但盐浓度高时会使鱼体出现发红现象，故盐腌的保藏时间也不宜太长。

2. 鱼类的运输管理

淡水活鱼可养在水中进行运输和销售，但应避免污水和化学毒物污染。使用冰保存鲜鱼时，应做到一层鱼一层冰，再装入木箱运输。所有接触鱼类的设备、容器、工具均应做到清洗消毒。

为了确保鱼体的卫生质量，供销各环节应该建立质量验收制度，如含剧毒的河豚应禁止流入市场，应由有关部门统一收购，集中处理，经检验合格后方可销售；因甲鱼、螃蟹、黄鳝和某些青皮红肉海产鱼类含组氨酸多，其死后产生有毒物质组胺而引起食物中毒，故加工前就已死去的这些水产类不得销售和加工；大型鱼类如人工养殖鲨鱼、旗鱼、鳕鱼等，必须去除肝脏，方可出售。

沿海地区有生食鱼类的饮食习惯，其鱼体的加工、贮藏、运输和销售过程必须严格遵守卫生规程，防止食物中毒。

（四）鱼类等水产品的质量鉴别

鱼类是否新鲜，主要从以下几个方面进行鉴别判断：

1. 鱼鳃

新鲜的鱼鳃盖儿紧闭，鱼鳃色泽鲜红，有的还带血，无黏液和污物，无异味；鱼鳃淡红或灰红，鱼已不新鲜；如鱼鳃灰白或变黑，附有浓厚黏液与污垢，并有臭味，说明鱼已腐败变质。

2. 鱼眼

新鲜的鱼眼光洁明亮，略呈凸状，完美无遮盖；不新鲜的鱼眼灰暗无光，甚至还蒙上一层糊状厚膜或污垢物，使眼球模糊不清，并呈凹状；腐败变质的眼球破裂移位。

3. **鱼鳍**

新鲜鱼鳍的表皮紧贴鳍的鳍条，完好无损，色泽光亮；不新鲜鱼鳍表皮且有破裂现象；腐败变质的表皮剥脱，鳍条散开。

4. **表皮**

新鲜鱼表皮有光泽，鳞片完整，紧贴鱼身，鳞层鲜明，鱼身附着的稀薄黏液是鱼体固有的生理现象。

四、奶类[①]食品的卫生与管理

（一）奶类食品的卫生问题

奶类食品的主要卫生问题是微生物污染以及有毒有害物质污染等。

1. **奶中存在的微生物**

一般情况下，刚挤出的奶中存在的微生物可能有细球菌、八联球菌、荧光杆菌、酵母菌和真菌；如果卫生条件不好，还会有枯草杆菌、链球菌、大肠杆菌、产气杆菌等。这些微生物主要来源于畜类乳房、空气和水，所以即使在较理想的条件下挤奶也不会是完全无菌的。但刚挤出的奶中含有溶菌酶，有抑制细菌生长的作用。其作用时间与奶中存在的菌量和放置温度有关，当奶中细菌数量少，放置环境温度低，抑菌作用保持时间就长，反之就短。一般生奶的抑菌作用在0℃可保持48h，5℃可保持36h，10℃可保持24h，25℃可保持6h，而在30℃仅能保持3h。因此，奶挤出以后应及时冷却，以免微生物大量繁殖致使奶腐败变质。

2. **致病菌对奶的污染**

（1）挤奶前的污染。挤奶前的污染主要是动物本身的致病菌通过乳腺进入奶中造成的污染。常见的致病菌有牛型结核杆菌、布氏杆菌、口蹄疫病毒、炭疽杆菌和能引起牛乳腺炎的葡萄球菌、放线菌等。

（2）挤奶后的污染。挤奶后的污染包括挤奶时和奶挤出后至食用前的各个环节均可能受到的污染。致病菌主要来自挤奶员的手、挤奶用具、容器、空气和水，以及畜体表面。致病菌有伤寒杆菌、副伤寒杆菌、痢疾杆菌、白喉杆菌及溶血性链球菌等。

3. **奶及奶制品的有毒有害物质残留**

病牛应用抗生素，饲料中真菌的有毒代谢产物、农药残留、重金属和放射性核素

---

① 文中所述奶类均指牛奶。

等对奶的污染。

4. 掺伪

在牛奶中除水以外，还有许多其他掺入物。

（1）电解质类：盐、明矾、石灰水等。这些掺伪物质，有的是为了增加蛋白质比重，有的是为了中和牛奶的酸度以掩盖牛奶变质。

（2）非电解质类：以真溶液形式存在于水中的小分子物质，如尿素；或因腐败乳糖含量下降而掺蔗糖等。

（3）胶体物质：一般为大分子液体，以胶体溶液、乳浊液形式存在，如米汤、豆浆等。

（4）防腐剂：如甲醛、硼酸、苯甲酸、水杨酸等，少数人为掺入青霉素等抗生素等。

（5）其他杂质：掺水后为保持牛奶表面活性而掺入洗衣粉，也有掺入白广告色、白硅粉、白陶土的，更严重的是掺入污水和病牛奶。

此外，奶牛饲料也容易受到来自环境的金属毒物和放射性物质的污染，奶牛食用了被污染的饲料牛奶会受到污染。

（二）奶类食品的卫生管理

1. 奶的消毒

对奶消毒的目的是杀灭致病菌和绝大多数腐败菌。常用的消毒方法有：

（1）巴氏消毒法

①低温长时间消毒法：牛奶加热至62～65℃，维持30min。

②高温短时间杀菌法：牛奶加热至72～75℃保持15～16s或80～85℃保持10～15s。

（2）超高温瞬时杀菌法

牛奶加热至130～150℃，保持0.5～3s。这种方法奶加热时间短，不仅能彻底灭菌，且可以很好地保持奶的营养质量。

（3）蒸气消毒法

瓶装奶放置于蒸气箱或笼中，加热到蒸气上升并维持10min，此时奶温可达到85℃，营养损失较小，该方法适用于无巴氏消毒设备的生产企业。

（4）煮沸消毒法

把奶直接加热煮沸杀菌。此方法简单可靠，但对奶的理化性质和营养成分有较大影响。

2. 奶的贮存与运输卫生

贮运奶的容器每次使用前后应用净水、1%～2%碱水冲洗，再用净水清洗、蒸气彻底消毒。贮奶设备要有良好的隔热保温设施。贮奶设备和容器最好采用不锈钢材质，以利于清洗和消毒，并防止奶变色变味。运送奶要有专用的车辆，且保持清洁干净。

3. 奶的销售卫生

销售点应有低温贮藏设施，并有防晒防雨设备，随售随取。每批消毒乳应在消毒后36h内出售完，不允许重新消毒再销售。

4. 病畜乳的处理

奶牛每半年进行一次检查，结核素试验为阳性反应奶牛的奶，可经巴氏消毒后加工成奶制品，但有明显结核症状奶牛的奶禁止食用。

患布氏杆菌病奶牛的奶，须经巴氏消毒后才能出售。

患口蹄疫奶牛的奶，挤出后马上煮沸5min，喂养犊牛或其他幼畜。

患乳腺炎奶牛的奶，若是轻度感染且奶的性状正常，挤出后立即消毒方可食用，因葡萄球菌感染而引起严重化脓性症状奶牛的奶，须销毁。

患炭疽奶牛的奶，应销毁。

(三) 奶及奶制品的质量鉴定

1. 消毒奶的质量鉴定

消毒奶为乳白色或略带微黄色的均匀胶态液体，无沉淀、无凝块、无杂质，具有牛奶固有的香味和滋味，无异味。

2. 全脂奶粉的质量鉴定

全脂奶粉应为颗粒均匀的干燥粉末，浅黄色、无结块，冲调后无团块、杯底无沉淀并具有牛奶的纯香味。若有苦味、腐败味、霉味、化学药品和石油等气味，禁止食用。

3. 甜炼乳的质量鉴定

甜炼乳为乳白色或微黄色、均匀且有光泽、黏度适中、无异味、无凝块、无脂肪漂浮的黏稠液体。凡有苦味、腐败味、霉味、化学药品和石油产品等气味或甜炼乳罐头出现真胖听，甜炼乳应废弃。

淡炼乳中不得检出任何细菌，其他指标与甜炼乳相同。

4. 酸牛奶的质量鉴定

酸牛奶呈乳白色或稍带微黄色，具有纯正的乳酸味，凝块均匀细腻，无气泡，允许少量乳清析出。当酸奶表面生霉、有气泡和大量乳清析出时，不得出售和食用。

5. 奶油的质量鉴定

正常奶油为均匀一致的浅黄色，具有奶油的纯香味，无霉斑，无水滴。凡有霉斑、腐败味、异味（苦味、金属味、鱼腥味等）时，应废弃。

任务三　了解冷饮、罐头食品及调味品的卫生与管理

一、冷饮食品的卫生与管理

（一）冷饮食品原料的卫生要求

冷饮食品使用的原料主要有水、甜味剂、乳类、蛋类、果蔬原汁或浓缩汁、食用油脂、食品添加剂和二氧化碳等。

1. 冷饮食品的用水卫生

冷饮食品的用水应符合国家生活饮用水质量标准。

2. 原辅料卫生

各种原辅料应符合国家有关的卫生标准，不得使用变质、霉变、虫害及危害人体健康的原辅料。

碳酸饮料使用的二氧化碳，须经净化系统处理，纯度应大于99%且不允许含有CO（一氧化碳）、SO_2（二氧化硫）、H_2（氢气）、矿物质等杂质。

3. 食品添加剂卫生

各种食品添加剂在使用范围和剂量上均应符合国家食品添加剂使用卫生标准。

（二）冷饮食品加工、贮存、运输过程的卫生要求

1. 液体饮料

（1）包装容器的卫生

包装容器的种类有玻璃瓶、塑料瓶（袋）、易拉罐（二片罐和三片罐）及纸盒等，各种包装容器所用的材质必须符合国家有关卫生标准。

（2）罐装与杀菌

罐装生产的设备、管道、贮料容器等应采用符合卫生要求的不锈钢、塑料、橡胶和玻璃材料。罐装前后均应对设备、管道、贮料容器等进行清洗、消毒。

罐装后对成品必须彻底杀菌，灭菌后的产品的卫生指标应符合冷饮食品卫生标准。

（3）防止污染

罐装多在暴露或半暴露条件下进行，空气不洁常造成微生物对产品的严重污染。因此，罐装间应与其他加工间隔开，避免发生空气交叉污染，其次应对罐装间进行空气消毒，可采用紫外线或过氧乙酸熏蒸消毒。

（4）检验

依据国家标准，对产品标准中的卫生指标作出必检或抽检。饮料罐装前后均应进行外观检查，其检瓶的光源照度应大于1000Lx；检查空瓶可采用间接或减弱的荧光灯，背景应洁白均匀；检查成品应采用较强的白炽间接灯。连续检瓶时间不宜超过30min，否则容易引起视力疲劳而造成漏检。

（5）成品贮存与运输的管理

饮料在贮存、运输过程中，应防止日晒雨淋，不得与有毒或有异味的物品混贮、混运。运输车辆应清洁、卫生，搬运时注意轻拿轻放，避免碰撞。饮料应在阴凉、干燥、通风的仓库中贮存，禁止露天堆放。饮料在贮藏期间还应定期检查，以保证产品质量。

2. **冷冻食品**

（1）冷冻食品由于含有乳、蛋、糖和淀粉等原料，很适合微生物的生长繁殖。因此，原料配制后应彻底杀菌。熬料时温度一般控制在68～73℃，加热30min；温度85℃，加热15min。杀菌后应在4h内将温度迅速冷却至20℃以下，以防止未被杀灭或外界污染的微生物大量繁殖。

（2）生产人员需经健康检查，取得合格证后才可从事此项工作。由于生产人员的手是造成微生物大量污染冷冻食品的主要原因，因此，必须对生产人员的手进行严格消毒。

（3）成品必须检验合格后方可出厂。

（4）成品须在－10℃以下的冷库或冰箱中贮存。冷库或冰箱应定期清洗、消毒。成品应防潮、离地10cm以上存放。

（5）运输车辆、容器、工具应专用，并保持清洁卫生。

（6）应重视冷饮食品的销售卫生，销售时要有符合卫生要求的冷藏设备并定期清洗、消毒。

3. **固体饮料**

固体饮料一般可分为3类：

（1）蛋白型固体饮料

以糖、乳及其制品，蛋及其制品，植物蛋白等为主要原料，加入适量辅料、食品添加剂制成。

（2）普通型固体饮料

以糖、果汁、食用植物浓缩提取物为主要原料，加入适量辅料、食品添加剂脱水制成。

（3）焙烤型固体饮料

以焙烤后的咖啡豆磨碎所提取的浓缩物为主要原料，添加适量辅料、食品添加剂，经脱水制成。

固体饮料由于密闭包装且含水量少，在这类饮料中微生物不易生长繁殖，尤其是这类饮料，常用开水溶解，因此微生物污染不是主要问题，而水分含量、有毒金属等化学性污染却值得注意。我国卫生标准中规定，固体饮料的水分含量不得高于4%，蛋白型固体饮料中蛋白质含量≥4%，焙烤型固体饮料咖啡因含量≥3%。

二、罐头食品的卫生与管理

（一）罐头食品的卫生问题

1. 罐藏容器的污染

（1）锡的污染

罐头卫生标准规定，锡含量不得超过200mg/kg。

（2）铅的污染

罐头食品中的铅污染主要来源于镀锡和焊锡。

（3）硫化物的形成

硫的来源有以下几个方面：

①原料不新鲜引起的黑变最为多见，例如，赤贝装罐在80℃加热40min后罐内就有硫化氢产生，所以仅有新鲜的原料才适宜罐藏。

②使用焦亚硫酸钠保护食品的颜色时，其SO_2的残留是罐内硫的另一来源。

③铁、铜离子促使含硫氨基酸分解产生硫化氢，故加工设备应采用不锈钢制品，而不用铁、铜制品。

④硫化物一般认为对人体没有害，并且有利于改善食品风味，但主要影响食品的感官性状。

2. 添加剂的污染

肉类罐头在制作加工过程中需要添加硝酸盐或亚硝酸盐作为发色剂，以使肉品呈现鲜艳的粉红色，并有阻止肉类产生腐败变质及抑制肉毒梭菌数量的作用，但过量添加硝酸盐或亚硝酸盐可引起食物中毒。此外，在适宜的条件下亚硝酸盐又能与胺类物质生成强致癌物亚硝胺或亚硝酰胺，因此，必须严格控制肉类罐头中硝酸盐或亚硝酸盐的使用量。

3. 微生物的污染

罐头食品中微生物主要来自以下两个方面：①加热灭菌不彻底；②密封不严。

（二）罐头食品的生产卫生

罐头食品的生产工艺流程一般为原料加工及调配、装罐、排气、封口、灭菌、冷却、保温试验、外观检验、入库贮藏。

1. 原料的卫生

用于各类罐头食品的原料及辅料应新鲜、质优、清洁、无污染，禁止使用次质或变质原料。

2. **罐头食品容器的卫生**

生产罐头食品容器的材质、助剂及罐内层用的涂料和罐头底盖儿用的胶圈，必须符合国家卫生要求，应有良好的密封性，无毒，耐腐蚀，热稳定性好，软罐头使用的复合塑料薄膜袋无分层现象。

3. **装罐、排气和封口的卫生**

经加工处理后的原料或半成品应立即装罐。装罐时应严格执行工艺规程的要求，按规定控制装罐量和留有顶隙。软罐头应保持封口区的清洁，以避免在灭菌、冷却时发生凸起、爆裂和瘪罐。

4. **灭菌和冷却的卫生**

为了杀死致病微生物及阻止腐败菌的繁殖，罐头密封后应及时灭菌。灭菌的温度、时间必须严格按照规定的要求进行，并做好记录。

（三）罐头食品的质量鉴定与处理

1. **漏气**

将罐头放于86±1℃的容器中，观察1~2min，若发现有小气泡不断上升，则表明漏气，如确认为漏气，应销毁。

2. **胖听**

胖听是指罐头的底儿、盖儿或底盖儿均凸起的现象，可分为物理性胖听、化学性胖听和生物性胖听。

（1）物理性胖听

物理性胖听又称假胖听，引起的原因：装罐过多；真空度太低；外界气温与气压变化。物理性胖听通常是一批罐头均发生膨胀，可进行37℃ 7天保温试验，若胖听消失，确定为物理性胖听的可以食用。

（2）化学性胖听

化学性胖听又称氢胖听，多见于樱桃、杨梅、草莓等酸性较低的水果罐头，主要是由于酸性内容物腐蚀金属罐壁产生大量氢气而引起胖听，也有因内容物发生羰氨反应或抗坏血酸的分解而产生大量的 CO_2 引起的化学性胖听。能确认为化学性胖听且罐头无裂损的，可按正常罐头限期出售。

（3）生物性胖听

由于杀菌不彻底，罐内微生物大量繁殖产气而引起的胖听。这类罐头不得食用。

如不能判定为哪类性质的胖听，均按生物性胖听处理。

3. **罐头食品的检验**

（1）感官检验

合格罐头外观应洁净，封口完好无损，罐底和盖儿稍凹陷，无锈迹、无胖听、无渗漏、无破裂，罐内容物无杂质，无变色、变味现象，可允许有少量的硫化物斑存在，若硫化物斑分布较多且色深，禁止食用。

（2）理化检验

罐头制品中锡含量应小于200mg/kg，铜应小于10mg/kg，铅应小于2mg/kg。

（3）微生物检验

不得检出致病菌。

三、调味品的卫生存在的问题及要求

（一）酱油的卫生

1. **酱油的卫生问题**

（1）微生物的污染

在生产过程中如果卫生条件差，不仅易引起腐败菌污染，还会受到大肠杆菌、沙门氏菌、痢疾杆菌等致病菌污染。

（2）食品添加剂的污染

酱油中加入的食品添加剂有防腐剂和着色剂。我国允许在酱油中使用苯甲酸（钠）或山梨酸（钾）来防腐，最大使用量按每千克1g加入。为改善酱油的色泽，常添加按传统方法生产的酱色，作为着色剂，我国禁止使用加胺法生产的酱色。

2. **酱油的卫生要求**

具有正常酿造酱油的色泽、气味、滋味，无不良气味，不得有酸、苦、涩等异味和霉味，不混浊，无沉淀，无浮膜。

（二）酱的卫生要求

具有正常酿造酱的色泽、气味、滋味，无不良气味，不得有酸、苦、焦煳及其他异味。

（三）食醋的卫生要求

具有正常酿造食醋的色泽、气味、滋味，不涩，无其他不良气味和异味，不混浊，无悬浮物和沉淀物，无浮膜，无“醋鳗”和“醋虱”。

我国不允许用冰醋酸勾兑及通过其他化学方法加工的醋作为食醋。

（四）味精的卫生要求

具有正常味精的色泽、滋味，不得有异味和杂质。

（五）食盐的卫生要求

具有正常食盐的白色，味咸，无杂质，无苦味、涩味、异味。

十大垃圾食品及其危害

日前，世界卫生组织将以下十大食品称为垃圾食品，供广大读者参考。

1. 油炸食品

（1）导致心血管疾病的元凶（油炸淀粉）。

（2）含致癌物质。

（3）破坏维生素，使蛋白质变性。

2. 腌制类食品

（1）导致高血压，肾脏负担过重，导致鼻咽癌。

（2）影响黏膜系统（对肠胃有害）。

（3）易得溃疡和引发炎症。

3. 加工类肉食品（肉干肉松、香肠等）

（1）含致癌物亚硝酸盐（防腐和显色作用）。

（2）含大量防腐剂（加重肝脏负担）。

4. 饼干类食品（不含低温烘烤和全麦饼干）

（1）食用香精和色素过多（对肝脏功能造成负担）。

（2）严重破坏维生素。

（3）热量过多、营养成分低。

5. 汽水可乐类食品

（1）含磷酸、碳酸，会导致体内的钙大量流失。

（2）含糖量过高，喝后有饱胀感，影响正餐。

6. 方便类食品（方便面和膨化食品）

（1）盐分过高，含防腐剂、香精。

（2）只有热量，没有营养。

7. 罐头类食品（包括鱼肉和水果）

（1）破坏维生素，使蛋白质变性。

（2）热量过多，营养成分低。

8. 话梅蜜饯类食品（果脯）

（1）含致癌物质亚硝酸盐（防腐和显色作用）。

（2）盐分过高，含防腐剂、香精（损肝）。

9. 冷冻甜品类食品（冰激凌、棒冰和各种雪糕）

（1）含奶油量大，极易引起肥胖。

（2）含糖量过高，影响正餐。

10. 烧烤类食品

（1）含大量“三苯四丙吡”（三大致癌物质之首）。

（2）导致蛋白质炭化变性（加重肾脏、肝脏负担）。

（资料来源：百度百科，作者汇编）

任务四　了解食用油脂的卫生与管理

一、常用油脂的加工方法

常用油脂的加工方法有精炼法、压榨法、浸出法。

（一）精炼法

精炼法用于动物油脂加工，将动物组织在高温下熔炼，再经压榨或过滤取油。

（二）压榨法

压榨法多用于植物油加工，分热榨和冷榨。热榨是先将油料种子焙炒后再榨取。这种方法出油率较高，杂质少，因为加热破坏了种子内的酶类、抗营养因子和有毒物质。冷榨是种子不经加热直接压榨，出油率较低，杂质多。

（三）浸出法

浸出法是利用有机溶剂将植物组织中的油脂分离出来，然后再将有机溶剂去除，获得毛油。我国常用的溶剂为轻汽油（沸点60～90℃），是石油的低沸点分馏物，它的主要成分为乙烷和庚烷。

二、食用油脂的酸败原因及其预防措施

（一）食用油脂酸败的原因

油脂酸败的原因有两方面：一是动植物的组织残渣和微生物中的酶引起的酶解过程，可使甘油三酯分解成甘油和脂肪酸，使油脂酸度增高，并在此基础上进一步氧化。二是在氧气、紫外线、水等外界因素作用下引起的脂肪酸尤其是不饱和脂肪酸的自身氧化过程。铜、铁、锰等金属离子可催化油脂的氧化过程。油脂的自身氧化是引起油脂酸败的主要原因。

（二）食用油脂酸败的不良影响

1. 感官性状发生变化

这是因为油脂酸败产生的醛、酮、过氧化物等有害物质使油脂带有令人不愉快的气味和滋味，即所谓的哈喇味。

2. 营养物质被破坏，导致食用价值降低

食用油脂中的亚油酸及维生素 A、D 在油脂酸败过程中可因氧化遭到破坏。

3. 对人体的损害作用

油脂酸败产物对机体的酶系统如德珀酸脱氢酶、细胞色素氧化酶等有明显破坏作用，影响机体正常代谢，危害人体健康。因油脂酸败而引发的食物中毒，在国内外均有报道。

（三）防止油脂酸败的措施

1. 从加工工艺上确保油脂纯度

在加工过程中油脂应避免动植物组织残渣的存在；控制水分含量，我国规定含水量不得超过 0.2%；防止微生物污染。

2. 采用正确的贮存方法

油脂适宜的贮存条件是密封、隔氧、避光、低温；在加工和贮存过程中应避免重金属污染。

3. 添加抗氧化剂

添加油脂抗氧化剂是防止食用油脂酸败的重要措施。我国常用的抗氧化剂有丁基羟基茴香醚（BHA）、二丁基羟基甲苯（BHT）、没食子酸丙酯（PG）等。

三、高温加热油脂的毒性表现及其预防措施

（一）高温加热油脂的毒性

1. 感官性状的变化

高温加热油脂可使油脂感官性状发生变化，如油脂色变深变黑、油脂变黏稠等。

2. 营养价值降低

高温加热油脂可使油脂中必需脂肪酸和脂溶性维生素遭到破坏，油脂的消化吸收率降低，其营养价值也随之降低。

3. 产生有害气体

油脂高温加热时，甘油和脂肪酸经脱水生成丙烯醛、低分子碳氢化合物，这些物质有强烈的刺激性臭味，随油烟一起挥发，给人体带来危害。

4. 产生大分子聚合物

高温加热尤其是反复循环加热油脂，油脂中不饱和脂肪酸可发生聚合作用，即两个或两个以上的不饱和脂肪酸相互聚合，形成二聚体、三聚体等聚合物和多环芳烃化合物。其毒性较强，不仅可使动物生长停滞，肝脏肿大，生育功能和肝功能发生障碍，还可能有致癌作用，并且阻碍其他食物营养成分的吸收。

（二）防止高温加热油脂毒性的措施

（1）应选用发烟温度较高的油脂。精炼过的植物油发烟点都较高，约为230℃，以避免丙烯醛、低分子碳氢化合物对人体黏膜的强刺激作用。

（2）油炸油煎温度不宜超过190℃。因为一般烹调温度下油脂几乎不产生聚合物，所以油温不宜超过190℃。

（3）减少油脂反复使用次数，随时添加新油，并注意清除漂浮的食物碎屑和底部沉渣，以防止聚合物的大量生成。

四、食用油脂在卫生方面存在的问题

（一）多环芳烃类化合物的污染

油脂在生产和使用过程中，可能受到多环芳烃类化合物的污染，其污染来源包括5个方面。

1. 环境中多环芳烃的污染

环境中多环芳烃污染严重时，可使油料种子中多环芳烃含量较高，如上海的相关

资料报道，工业区菜籽榨取的毛油中 B（a）P［苯并（a）芘］含量比农业区的高 10 倍。

2. **油料种子直接用火烘干**

采用未干、晒干、烟熏干原料生产的椰子油，其 B（a）P［苯并（a）芘］的含量分别为 0.3μg/kg、3.3μg/kg 和 90.0μg/kg。

3. **浸出溶剂残留**

用浸出法生产食用油，不纯的溶剂常含有苯和多环芳烃等有机化合物，以及加工时未严格执行工艺规程，使浸出溶剂的残留量过高，均会对油脂造成污染。

4. **压榨时润滑油的混入**

润滑油中 B（a）P［苯并（a）芘］的含量可达 5250～9200μg/kg，若有少量混入，即可对油脂带来严重的污染。

5. **反复使用的油脂在高温下产生热聚合**

这也是造成多环芳烃类化合物含量增高的一个原因。

食用油脂采用活性炭吸附法可去除 90% 以上的 B（a）P［苯并（a）芘］，我国规定食用油 B（a）P 含量不得超过 10μg/kg。

（二）食用油脂中存在的天然有毒物质

1. **芥酸**

芥酸是一种二十二碳单不饱和脂肪酸，在菜籽油中含量较高，约含 20%～50%。

2. **芥子甙**

芥子甙在植物组织中葡萄糖硫苷酶的作用下，可分解为硫氰酸酯、异硫氰酸酯和腈。氰化物具有致甲状腺肿大的作用，其机制为阻断甲状腺对碘的吸收，使甲状腺代偿性肿大。

3. **棉酚**

棉酚是存在于棉籽色素腺体中的 3 种有毒物质，即游离棉酚、棉酚紫和棉酚绿，在棉籽油加工时可进入油中。

五、食用油脂的质量鉴别方法

（一）植物油的质量鉴别

1. **色泽**

正常植物油的色泽一般为黄色，但颜色有浅有深。花生油为淡黄色至橙黄色，大豆油为黄色至橙黄色，菜籽油为黄色至棕色，精炼棉籽油为棕黄红色或棕色。

2. 气味

冷榨油无味，热榨油有各自的特殊气味，如花生油有花生香味，芝麻油有芝麻香味。油料发霉、炒焦后制成的油，带有霉味、焦味，所以优质油脂应无焦臭味、霉味、哈喇味。浸出油脂若带有汽油味，不得销售和食用。

3. 滋味

取油样滴在舌尖上以辨别油的滋味。正常植物油不带任何异味，无苦、辣、刺激味。发霉油料制成的油带苦味，酸败油脂带有酸、苦、辣味。

4. 透明度

正常油脂是透明状液体，无沉淀，不混浊，透明度越高油脂质量越好。当油脂中含有较多的磷脂、蜡质、水分及酸败产物时，会影响油脂透明度，使油脂混浊、沉淀，并且容易使油脂酸败。

（二）动物脂肪的质量鉴别

正常动物脂肪为白色或微黄色，有固有的气味、滋味，无焦味、哈喇味。

场景回顾

“地沟油”一旦流入市场，消费者要学会感官鉴别。根据经验，食用植物油一般通过看、闻、尝、听、问 5 个方面即可鉴别质量。

一看。看透明度，纯净的植物油呈透明状，在生产过程中由于混入了碱脂、蜡质、杂质等物，透明度会下降；看色泽，纯净的油无色，在生产过程中由于油料中的色素溶于油中，油才会带色；看沉淀物，其主要成分是杂质。

二闻。每种油都有各自独特的气味。可以在手掌上滴一两滴油，双手合拢摩擦，发热时仔细闻其气味。有异味的油，说明质量有问题，有臭味的很可能就是地沟油，若有矿物油的气味更不能买。

三尝。用筷子取一滴油，仔细品尝其味道。口感带酸味的油是不合格产品，有焦苦味的油已发生酸败，有异味的油可能是“地沟油”。

四听。取油层底部的油一两滴，涂在易燃的纸片上，点燃并听其响声。燃烧正常无响声的是合格产品；燃烧不正常且发出“吱吱”声音的，水分超标，是不合格产品；燃烧时发出“噼叭”爆炸声，表明油的含水量严重超标，而且有可能是掺假产品，绝对不能购买。

五问。问商家的进货渠道，必要时索要进货发票或查看当地食品卫生监督部门抽样检测报告。

项目小结

国家为保障消费者健康，对各种食品均制定了卫生标准的单项管理办法和要求。从食品原料的进货到储存，均要保质、保鲜，防污染，防腐败变质，尤其应该注意保质措施的落实；在加工制作过程中，每道工序、每个环节都应该加强检查，防止污染，严禁采用有毒、有害、变质的原料加工制作食品。通过对于本项目的学习，学生要了解食品污染与腐败变质的原因，熟悉食品卫生的基本要求，了解食品污染及其对人体健康的影响，并掌握各类食品的卫生检验标准和方法。

思考与练习题

一、单项选择题

1. 成熟阶段的肉品，其食品卫生学意义不表现在（　　）。

A. 最适合作烹饪原料　　B. 适宜冷藏

C. 肉品不适宜作烹饪原料　　D. 具有无害化作用

2. 以下不属于鲜蛋的微生物污染途径的是（　　）。

A. 卵巢的污染　　B. 消化道污染

C. 产蛋时污染　　D. 产蛋场所的污染

3. 鲜蛋最适宜的贮藏条件是在（　　）、相对湿度 87%~97% 的条件。

A. 1 ~5℃　　B. 0 ~4℃

C. −23 ~ −12℃　　D. 15 ~25℃

4. 牲畜宰后其肉品的肌肉结缔组织逐渐软化，肉品也就变得柔软多汁，具有弹性，味美鲜香，这个过程是肉品的（　　）。

A. 僵直阶段　　B. 成熟阶段　　C. 自溶阶段　　D. 腐败阶段

二、简答题

1. 简述高温加热油脂的毒性及防止高温加热油脂毒性的措施。

2. 日常生活中如何判断鸡蛋是否新鲜？

3. 简述罐头食品的质量鉴定方法。

项目八　食源性疾病及预防

任务导入

食源性疾病是由传统的“食物中毒”逐渐发展变化而来，近20多年来，一些发达国家和国际组织已经很少使用食物中毒的概念，经常使用的是“食源性疾病”的概念。

世界卫生组织对食源性疾病的定义是“凡是通过摄食而进入人体的病原体，使人体患感染性或中毒性疾病，统称为食源性疾病”。根据这一定义，食源性疾病不仅包括传统上的食物中毒，而且包括经食物传播的各种感染性疾病。

学习目标

- 了解食物中毒的分类
- 掌握食物中毒的特点、表现症状及其预防与处理措施

任务场景

2008年10月4日晚，多位市民在绍兴市区绍兴国际大酒店参加完喜宴后出现食物中毒症状。目前卫生部门已确认这是一起食物中毒事件，并高度怀疑是一种叫“副溶血弧菌”的细菌污染引发的这起食物中毒事件。据了解，大部分患者经治疗后病情稳定，已离开医院，还有少数几名患者仍在留院观察。

酒店为什么会发生宾客食物中毒事件？一旦发生食物中毒，酒店应如何处理？

任务一　了解食物中毒的概念、原因、特点及分类

一、食物中毒的概念

食物中毒的定义：食物中毒指摄入了含有生物性、化学性有毒有害物质的食

品或把有毒有害物质当作食品摄入后所出现的非传染性（不属于传染病）的急性、亚急性疾病。

食物中毒是食源性疾病中最为常见的疾病。食物中毒既不包括因暴饮暴食而引起的急性胃肠炎、食源性肠道传染病和寄生虫病，也不包括因一次大量或长期少量多次摄入某些有毒、有害物质而引起的以慢性毒害为主要特征（如致突变、致癌、致畸作用）的疾病。

二、食物中毒的原因

原因归纳起来主要有以下 5 个方面：

（1）食品被某些病原微生物污染，并在适宜条件下急剧繁殖或产生毒素。

（2）食品被已达中毒剂量的有毒化学物质污染。

（3）外形与食物相似，本身含有有毒成分的物质，被当作食物误食。

（4）食品本身含有有毒物质，在加工、烹调中未能除去。

（5）因食物发生了生物性或物理性、化学性变化而产生或增加了有毒物质。

三、食物中毒的特点

食物中毒发生的原因各不相同，但具有共同的特点：

（1）由于没有个人与个人之间的传染过程，所以导致发病呈爆发性，潜伏期短，来势急剧，短时间内可能有多数人发病，发病曲线呈突然上升的趋势。

（2）中毒病人一般具有相似的临床症状，常常出现恶心、呕吐、腹痛、腹泻等消化道症状。这些病人进食的是同一种中毒食品，病源相同，因此患者的临床症状也基本相同，由于个体差异，其临床症状可能有些差异。大多数的细菌性食物中毒以急性胃肠道症状为主要表现。

（3）发病与食物有关。患者在近期内都食用过同样的食物，发病范围局限在食用该类有毒食物的人群。停止食用该食物后发病很快停止，发病曲线在突然上升之后呈突然下降趋势。

（4）食物中毒病人对健康人不具有传染性。

四、食物中毒的分类

根据食物中毒致病物质的不同，可分为细菌性食物中毒、有毒动植物性食物中毒、化学性食物中毒、真菌毒素中毒和霉变食品中毒等。

任务二　了解细菌性食物中毒的性质、特点及预防措施

一、细菌性食物中毒的概念及特点

（一）概念

细菌性食物中毒是指因摄入被致病菌或被其毒素污染的食品引起的食物中毒，是食物中毒中最常见的一类。

细菌性食物中毒可分为感染型和毒素型。凡食用含大量病原菌的食物引起的中毒为感染型食物中毒；凡是食用由于细菌大量繁殖产生毒素的食物而引起的中毒为毒素型食物中毒。

（二）特点

（1）有明显的季节性，尤以夏秋季发病率最高。

（2）动物性食品是引起细菌性食物中毒的主要中毒食品。

（3）发病率高，病死率因中毒病原而异。

二、沙门氏菌属食物中毒的性质、特点及预防措施

（一）性质及特点

沙门氏菌属是引起沙门氏菌属食物中毒的病原菌。沙门氏菌属种类繁多，至今已有2300多种血清型。

沙门氏菌生长繁殖的最适温度为20～37℃，它们在普通水中可生存2～3周，在粪便和冰水中可生存1～2个月。沙门氏菌属在自然环境中分布很广，人和动物均可带菌，主要污染源是人和动物肠道的排泄物。正常人体肠道带菌在1%以下，肉食生产者带菌高达10%以上。

沙门氏菌食物中毒全年均可发生，但以5～10月夏秋季节多见，其中以7～9月最多。引起中毒的食品主要是动物性食品，如各种肉类、蛋类、家禽、水产类以及乳类等。其中，肉、蛋类最易受到沙门氏菌污染，其带菌率远远高于其他食品。中毒的主要原因是加工食品的用具、容器或食品存储场所生熟不分、交叉污染、食用前未加热处理或加热不彻底。

因沙门氏菌感染而患病的人及动物或其带菌者的排泄物，可直接污染食品，这是食物被污染的主要原因。

沙门氏菌食物中毒发生的原因多为食品被沙门氏菌污染并在适宜条件下大量繁殖，在食品加工中加热处理不彻底，未杀灭细菌；或已灭菌的熟食再次被细菌污染并且细菌大量生长繁殖，食用前未再次加热或加热不彻底等。

沙门氏菌食物中毒是大量活菌进入消化道，附着于肠黏膜上生长繁殖并释放毒素，引起的以急性胃肠炎等症状为主的中毒性疾病。一般病程 3～5 天，预后良好，严重者尤其是儿童、老人及病弱者如不及时救治，可导致死亡。

（二）预防措施

1. 防止污染

不食用病死牲畜肉，加工冷荤熟肉一定要生熟分开。要采取积极措施控制感染沙门氏菌病畜肉类流入市场。

2. 控制繁殖

沙门氏菌繁殖的最适宜温度为 37℃，但在 20℃以上即能大量繁殖，因此低温储存食品是一项重要的预防措施。冷藏食品如果控制在 5℃以下，并做到避光、断氧，则效果更佳。

3. 杀灭病原菌

烹调时肉块不宜过大，禽蛋煮沸 8min 以上等。

三、致病性大肠杆菌食物中毒的性质、特点及预防措施

（一）性质及特点

大肠杆菌主要存在于人和动物的肠道，随粪便分布于自然界。大肠杆菌在自然界生存能力较强，在土壤、水中均可存活数月。普通大肠杆菌是肠道正常菌，不仅无害，还能合成维生素 B、K 及叶酸供给人体，它产生的大肠杆菌素可抑制某些病原微生物在肠道的繁殖。但当人体抵抗力降低时，或食入大量活的致病性大肠杆菌污染的食物时，则可引起食物中毒。

致病性大肠杆菌存在于人畜肠道，随粪便污染水源、土壤。受污染的水、土壤、带菌者的手、污染的餐具等均可污染或交叉污染食物。受污染的食品多为动物性食品，如肉、奶等，也可污染果汁、蔬菜、面包。此病全年可发生，以 5～10 月多见。

（二）预防措施

一方面，要防止食物被致病性大肠杆菌污染，要通过强化肉品检疫、控制生产环节污染、加强对从业人员健康检查等常规性卫生管理手段，减少食品污染概率。另一

方面，烹饪中特别要防止熟肉制品被生肉及容器、工具等交叉污染，被污染的食品必须在致病性大肠杆菌产毒前将其杀灭。

四、葡萄球菌肠毒素食物中毒的性质、特点及预防措施

（一）性质及特点

葡萄球菌在空气、土壤、水、粪便、污水及食物中广泛存在，主要来源于人及动物的皮肤、鼻咽腔、咽喉、头发及化脓性病灶。葡萄球菌可产生多种毒素和酶类。引起食物中毒的主要是能产生肠毒素的葡萄球菌，其中以金黄色葡萄球菌致病力最强。此菌耐热性不强，最适合生长温度为37℃；食物中的肠毒素耐热性强，一般烹调温度不能将其破坏，218～248℃油温下经30min才能被破坏。所以，食品被金黄色葡萄球菌污染后，在适宜的条件下细菌迅速繁殖，产生大量的肠毒素。其产毒的时间长短与温度和食品种类有关，一般37℃需12h或者18℃ 3天才能产生足够中毒量的肠毒素进而引起食物中毒。在20%～30%的CO_2环境中和有糖类、蛋白质、水分的条件下，肠毒素容易产生。肠毒素耐热性强，带有肠毒素的食物煮沸120min才能被破坏，所以在一般的烹调加热中其不能被完全破坏。一旦食物中有葡萄球菌肠毒素的存在，就容易发生食物中毒。

其特点包括以下3方面：第一，食物中毒多发生在夏秋季节，其他季节也可发生；第二，中毒食品主要是乳及乳制品、蛋及蛋制品、各类熟肉制品，其次是含有乳制品的冷冻食品，个别也有含淀粉类食品；第三，中毒原因主要是被葡萄球菌污染后的食品在较高温度下保存时间过长，如在25～30℃环境下放置5～10h就能产生足以引起食物中毒的葡萄球菌肠毒素。

（二）预防措施

葡萄球菌肠毒素食物中毒的预防包括防止污染和防止肠毒素形成两个方面。

（1）防止葡萄球菌污染食物。要防止带菌人群对各种食物的污染，必须定期对食品加工人员、餐饮从业人员、保育员进行健康检查。对患有化脓性感染、上呼吸道感染者，应调换工作。要加强畜禽蛋奶等食品卫生质量管理。

（2）防止肠毒素形成。应在低温、通风良好的条件下贮藏食物，这样不仅能防止细菌生长，且能防止肠毒素的形成。食物应冷藏，食用前要彻底加热。

五、副溶血性弧菌食物中毒的性质、特点及预防措施

（一）性质及特点

副溶血性弧菌食物中毒是我国沿海地区夏秋季节最为常见的一种食物中毒。副溶

血性弧菌是一种嗜盐性细菌，有鞭毛，兼性厌氧菌；此菌在温度37℃、含盐量3%～6%的环境中能极好地生长，对热敏感，56℃加热5～10min可将其杀灭，对酸也敏感，在食醋中1～3min即死亡。

副溶血性弧菌广泛存在于温热带地区的近海海水，以及海底沉积物和鱼贝类等海产品中。由此菌引起的食物中毒的季节性很强，大多发生于夏秋季节。引起中毒的食物主要是海产食品和盐渍食品，如海产鱼、虾、蟹、贝、咸肉、禽、蛋类以及咸菜或凉拌菜等。据报道，海产鱼虾的平均带菌率为45%～49%，夏季高达90%以上。

食品中副溶血性弧菌主要来自近海海水及海底沉积物对海产品及海域附近池塘、河水的污染，使该区域生活的淡水产品也受到污染；沿海地区的渔民、饮食从业人员、健康人群都有一定的带菌率，有肠道病史的带菌可达32%～35%。带菌人群可污染各类食品。食物容器、砧板、菜刀等加工食物的工具生熟不分时，常引起生熟交叉污染。

被副溶血性弧菌污染的食物，在较高温度下存放，食前不加热或加热不彻底，或熟制品受到带菌者的污染，或生熟交叉污染，副溶血性弧菌便会随之进入人体肠道并生长繁殖，当达到一定量时就会引发食物中毒。

（二）预防措施

预防副溶血性弧菌食物中毒的措施有许多方面：低温保存海产食品及其他食品；烹调加工各种海产食品时原料要洁净并烧熟煮透。从防止污染、控制生长繁殖和杀灭细菌3个环节入手，能有效预防此类食物中毒的发生。

六、肉毒毒素食物中毒的性质、特点及预防措施

（一）性质及特点

肉毒毒素食物中毒又称肉毒中毒，是由肉毒梭菌产生的外毒素即肉毒毒素引起的一种严重的食物中毒。

肉毒梭菌广泛分布于土壤、江河湖海淤泥沉积物、尘土及动物粪便，并可借助食品、农作物、水果、海产品、昆虫、家禽、鸟类等传播到各处。在我国肉毒中毒多发区的土壤、粮谷、豆类及发酵制品中，肉毒梭菌的检出率分别为22.2%、12.6%和4.88%。肉毒梭菌为革兰氏阳性的厌氧菌，其生长繁殖及产毒的最适温度为18～30℃，芽孢耐高温，干热180℃需5～15min才能杀灭。

肉毒中毒一年四季均可发生，尤以冬春季节最多。引起中毒的食物多为家庭自制的谷类或豆类发酵制品，如臭豆腐、豆酱、面酱、豆豉等。中毒的重要原因是被肉毒毒素污染的食品在食用前没有进行彻底的加热处理。

食物中肉毒梭菌主要来源于带菌的土壤、尘埃及动物粪便，尤其是带菌的土壤，可污染各类食品原料。用这些原料自制发酵制品、罐头食品或其他加工性食品时，加热的温度不能杀死肉毒梭菌的芽孢，并为其提供芽孢发育及产生毒素的条件。食品制成后一般食用时不经加热，其毒素随食物进入机体，从而导致中毒。肉毒中毒属于神经型食物中毒，死亡率较高。

（二）预防措施

肉毒中毒的预防重在防止原料污染，食品在烹制加工前一定要彻底清洁处理，除去泥土和粪便，用饮用水清洗干净，要彻底加热，低温贮藏。

七、其他常见的细菌性食物中毒

除上述细菌性食物中毒外，常见的还有由变形杆菌、蜡样芽孢杆菌引发的食物中毒等。

任务三　了解真菌毒素和霉变食品食物中毒的性质、特点

真菌毒素和霉变食品食物中毒是由于食入含有产毒霉菌产生的大量霉菌毒素的食物所引起的食物中毒。中毒的食品主要是粮谷类、甘蔗等富含糖类，水分含量适宜霉菌生长及产毒的食品。除黄曲霉毒素中毒外，常见的还有赤霉病麦食物中毒、黄变米和黄粒米毒素中毒、霉变甘蔗中毒和霉变甘薯中毒。

一、赤霉病麦食物中毒的性质与特点

赤霉病麦食物中毒是真菌性食物中毒的一种，在我国长江中下游地区较为多见，东北和华北地区也有发生，是由误食赤霉病麦引起的以呕吐为主要症状的急性中毒。

赤霉病麦是被镰刀菌感染的麦子，其中毒的毒素为赤霉病麦毒素，包含多种毒性成分，毒素对热稳定，一般烹调不能去毒。进食量越多，发病率越高，发病程度越重。

二、黄变米和黄粒米毒素中毒的性质与特点

黄变米和黄粒米毒素中毒是由于稻谷收获未及时干燥，水分含量过高，贮存过程中霉菌大量繁殖，使米粒变黄，同时含大量黄变米毒素。其中，黄绿霉毒素为神经毒物质，有抑制脊髓运动神经的作用；岛青霉毒和黄米毒素可引起肝硬化和肝癌；桔青霉毒素可引起肾脏肥大及肾脏功能障碍。

三、霉变甘蔗中毒的性质与特点

霉变甘蔗中污染的霉菌为甘蔗节菱孢霉，其所产生的3－硝基丙酸毒素是一种神经毒物质，主要损害中枢神经系统，死亡率较高。

四、霉变甘薯中毒的性质与特点

甘薯因贮藏不当，造成霉菌污染，使甘薯局部变硬，表面塌陷呈黑褐色斑块，变苦进而腐烂，称为黑斑病。这是由镰刀菌等污染引起的，产生的毒素有甘薯酮、甘薯醇、甘薯宁等。中毒发生时患者表现为恶心呕吐及腹痛腹泻，严重者高热、神志不清、昏迷、肺水肿甚至死亡。目前还没有特效药。

任务四　了解化学性食物中毒的原因及其预防措施

化学性食物中毒是指食入化学性毒物污染的食品引起的食物中毒。

引起的原因：食用了被有毒有害的化学物质污染的食品；将有毒有害化学毒物当作食品；食用了添加非食品级、伪造的或禁止使用的食品添加剂、营养强化剂的食品；食用了营养素发生了变化的食品，如油脂的酸败等。

化学性食物中毒常见的毒性物质包括亚硝酸盐、甲醇、农药、鼠药等。

一、亚硝酸盐食物中毒的原因及预防措施

亚硝酸盐中毒一般是因食入含有大量硝酸盐和亚硝酸盐的蔬菜，或误将亚硝酸盐当作食盐食用而引起的食物中毒。

食物中亚硝酸盐的来源与植物生长的土壤有关，大量施用含氮化肥，植物中硝酸盐、亚硝酸盐含量就会增高。另外，蔬菜贮存过久或发生腐烂，亚硝酸盐含量也会升高；煮熟的蔬菜放置太久，原含有的硝酸盐会在细菌的作用下还原为亚硝酸盐；腌制蔬菜在7～15天亚硝酸盐含量较高。肉制品中过量加入作为发色剂的硝酸盐或亚硝酸盐，或用苦井水煮粥和食物，或将硝酸盐当食盐等，均可使食物中亚硝酸盐含量大大增加，从而引起中毒。对于胃肠功能紊乱者，过量摄入含硝酸盐多的蔬菜，也会导致中毒。

亚硝酸盐进入血液，使红细胞中低价铁血红蛋白氧化为高价铁血红蛋白而失去带氧能力，从而使组织缺氧，出现青紫症状。

预防亚硝酸盐中毒的措施：一是保持蔬菜的新鲜，切勿过久存放蔬菜，变质的蔬菜不可食用；腌制蔬菜至少两周以上方可食用。二是严格控制肉制品中食品添加

剂的使用，控制其他引起食物中亚硝酸盐质量分数增加的因素，杜绝非食用盐流入市场。

二、甲醇中毒的原因及预防措施

引起甲醇中毒的主要原因是用甲醇兑制或用工业酒精兑制造假的白酒、黄酒等酒类，或因酿酒原料有问题或工艺不当致蒸馏酒中甲醇超标。

甲醇是无色、透明的液体，可与水、乙醇任意混合。甲醇经消化道很容易被吸收，误饮甲醇5ml可致严重中毒，误饮40%甲醇10ml可致失明。

预防甲醇中毒的关键在于加强对白酒生产的监督、监测，未经检验合格的酒类不得销售。

三、农药中毒的原因及预防措施

农药污染食品引起的危害是全世界共同面临的一个重要的食品卫生问题。农药污染食品引起的中毒事件在我国也频繁出现。近年来我国发生的农药中毒主要是有机磷农药中毒，尤其是用甲胺磷喷洒蔬菜，致使残留量过高从而引起中毒的报告较多。

有机磷农药种类较多，大多为油状液体，对人和动物有较高的毒性。甲胺磷、甲基对硫磷等均为高毒性。有机磷农药中毒的主要原因是食物污染，如用装过农药的空瓶装酱油、酒、食用油，或农药与食品混放，或运输工具污染后再装载食品，或国家禁用于蔬菜的高毒农药在蔬菜成熟期喷洒等。

有机磷农药可经口或皮肤进入人体，引起中毒。经口中毒时，潜伏期大多在0.5h内，短的10min，长的可达2h。中毒的轻重与进入量有关，中毒严重的死亡率较高。

农药中毒的预防，首先要广泛宣传安全使用农药知识及农药对人体的毒害作用。农药要专人专管，不能与食品混放；严禁用装农药的容器装食品；要严格执行国家农药安全使用标准；喷洒过农药的蔬菜、水果等食品，要经过规定的安全时间间隔方可上市；蔬菜、水果食用前要洗净，用清水浸泡后再烹制或食用。

四、鼠药中毒的原因及预防措施

常用的鼠药有敌鼠类的敌鼠钠、联苯敌鼠、氯苯敌鼠、杀鼠酮等。鼠药中毒多系误食含鼠药杀鼠饵料和被鼠药污染的食物引起。因此，应严格保管杀鼠剂，毒饵在晚上投放，清晨收起，严防鼠药污染食物。

任务五　了解动植物性食物中毒的性质、特点及预防措施

一、动物性食物中毒的分类、特点及预防措施

（一）河豚中毒

河豚是一种味道鲜美但含有剧毒物质的鱼类。

河豚中毒是世界上最严重的动物性食物中毒。河豚所含的有毒成分为河豚毒素。河豚的肝、脾、肾、卵巢和卵、皮肤及血液都含有毒素，其中以卵巢毒素最强，肝脏次之。鱼死后毒素渗入肌肉也使其含有毒素。在每年的生殖产卵期含毒素最多，极易发生中毒。河豚毒素是一种很强的神经毒，主要作用于神经系统，阻断神经肌肉的传导，可引起呼吸中枢和血管运动中枢麻痹进而导致死亡。0. 5mg 河豚毒素就可以毒死一个体重 70kg 的人。

造成河豚中毒的主要原因是不会识别而误食，也有少数人因喜食河豚鱼的鲜美但未将毒素去除干净而中毒。河豚中毒的特点是发病急速而剧烈，中毒后多在 4～6h 死亡，致死时间最快可在发病后 10min。病死率一般为 20%，严重时可达到 40%～60%。

河豚毒素是小分子化合物，理化性质稳定，煮沸、盐腌、日晒均不被破坏，在 100℃加热 7h 才被破坏，是毒性极强的非蛋白类毒素。一般的加热烹调或加工方法都很难将毒素清除干净，因此，预防措施至关重要。要了解河豚的危害性，提高识别能力，捕到河豚要集中妥善处理。

（二）鱼类组胺中毒

鱼类组胺中毒是由于食用了含有一定数量组胺的鱼类食品所引起的过敏性食物中毒。

组胺是氨基酸的分解产物，故组胺的产生与鱼类所含组氨酸的多少直接有关。鱼类中的青皮红肉鱼，如鲭鱼、金枪鱼、秋刀鱼等品种的鱼，含有较多的组胺酸，经脱羧酶作用强的细菌作用后会产生大量组胺。一般引起人体中毒的组胺摄入量为每千克体重 1. 5mg，但与个体对组胺的敏感性关系很大。

1. 鱼类产生大量组胺的影响因素

（1）与细菌污染程度有关，尤其是与富含脱羧酶细菌（如组胺无色杆菌、变形杆菌等）有关，此类细菌污染越严重，鱼体腐败产生的组胺就越多。

（2）与环境温度有关，当环境温度在 10～30℃，特别是 15～20℃时最易产生

组胺。

（3）与鱼体盐分浓度有关，鱼体盐分浓度在3%~5%时最易产生组胺，故组胺中毒多见于海产鱼类。

（4）与氢离子浓度有关，在pH值为6.0~6.2的弱酸性环境中最易产生。

2. 预防鱼类组胺中毒的措施

（1）做好鱼类原料的贮藏保鲜，防止鱼类腐败变质。

（2）对易产生组胺的鱼类，烹调前可在冷水或盐水中浸泡，以减少组胺量；应选用加热充分的烹调方法，不宜油煎或油炸。组胺为碱性物质，烹调时加少许食醋可降低组胺毒性。

（3）体弱、过敏体质的人及患有慢性气管炎、哮喘、心脏病等疾病的人，最好不食用或少食用青皮红肉鱼类。

（三）麻痹性贝类中毒

麻痹性贝类中毒是由于食用某些含神经麻痹毒素的贝类所引起的食物中毒。

贝类受毒化的原因，一般认为与“赤潮”有关。贝类所含的有毒物质不是自身产生的，它与贝类生长水域中的藻类有关。

贝类一般带毒的物质为石房蛤毒素，该毒素毒性强，耐高温。据测定，在116℃的条件下加热，其中的一半毒素能被破坏。已含毒素的贝类在一般烹调中毒素不易被完全去除，该毒素可溶于水，易被胃肠道吸收。

防止贝类中毒主要是要加强预防性监测，当发现赤潮或贝类生长的水域出现大量毒藻时，要测定捕捞贝类所含毒素量，制定卫生标准，限制其含量。贝类食用前应清洗浸泡去除毒素，加工去除内脏，或在烹调前采用水煮捞肉弃汤的方法，以使毒素降至最低程度。

（四）胆毒鱼类中毒

青鱼、鲢鱼、鳙鱼和鲤鱼是我国主要的淡水经济鱼类。因为它们的胆汁有毒，所以它们属于胆毒鱼类。在我国一些地区，民间流传鱼胆有清热明目、止咳平喘等“功用”，但擅自吞服鱼胆会发生中毒，严重者会导致死亡。其中，以服用草鱼胆中毒者较多见。鱼胆汁中的有毒成分为5－a－鲤醇，其耐热性强，主要损害肾及肝脏，亦可损害心、脑等。

常见体内含有毒性物质的鱼类

含有毒素的鱼种类很多，常见的有以下几种：

(1) 含神经毒素的鱼：如众所周知的河豚，它的卵巢、肝脏、血液和肾脏中均含有侵害神经组织的剧毒物质。仅0.5毫克的河豚毒素就可使人致死。其鱼干制品也时常引发中毒事故，即使是人工养殖的河豚，依然含有毒素，没有实际加工烹调经验，绝对不可贸然加工食用。

(2) 含血毒的鱼：黄鳝和鳗鱼（白鳝）都含有血毒，血毒经高温处理可以失效，但加工时要防止皮肤破损导致血毒进入人体引发中毒。

(3) 含卵毒的鱼：含卵毒的主要是裸鲤类和鲶鱼，成熟的鱼卵毒性最大，高温处理后仍有微毒。但鱼肉无毒，加工清洗时应注意除去鱼卵。

(4) 含胆毒的鱼：以青鱼、鳙鱼（胖头鱼）、鲢鱼、鳊鱼和鲤鱼的胆毒毒力最强，常引发人中毒。胆毒主要损害肾、肝、心、脑等组织。有人误认为鱼胆可以治病而吞食，严重时可发生死亡。

(5) 含肝毒的鱼：白鲢含肝毒，清洗加工时要将白鲢的肝清除掉，因为其中含有毒质，以防食用，引起中毒。

另外，常见的食用鱼类中，鳜鱼、鲈鱼等一些有棘刺的鱼类，其棘刺中很多都含有毒素，加工过程中要避免被蜇伤。

识别有毒的鱼产品的问题比较复杂，特别是当将有毒的鱼加工为鱼干、烤鱼片或其他半成品与成品之后，最简便易行的办法就是避免选购原料来源不明、没有标识原料成分的水产品深加工制品。

（资料来源：百度百科，有删改）

二、植物性食物中毒的分类、特点及预防措施

（一）毒蕈中毒

蕈类又称蘑菇，在我国资源很丰富，食用菌自古以来被视为珍贵食品。毒蕈指食用后引起中毒的蕈类。在我国目前已鉴定的蕈类中，可食蕈约300余种，有毒蕈类约100余种，其中含剧毒可致死的约有10种。由于生长条件不同，不同地区发现的毒蕈种类不同，所含毒素亦不一样。毒蕈的有毒成分十分复杂，一种毒蕈可以含几种毒素，而一种毒素又可以存在于数种毒蕈之中。

毒蕈中毒多是由误食个人采集的野生鲜菇导致。据毒蕈的毒性成分及中毒表现，可将毒蕈中毒分为胃肠毒型、神经精神型、溶血型、脏器损害型及光过敏性皮炎5种类型。

毒蕈中毒在绝大多数情况下是由于误食造成的，预防毒蕈中毒最根本的办法是切勿采摘自己不认识的蘑菇，绝不吃未吃过的野生蘑菇。

（二）发芽土豆中毒

土豆中含有龙葵碱，其含量为0.005%~0.01%，当土豆发芽后，其幼芽和芽眼部分的龙葵碱的含量可高达0.3%~0.5%，当其含量达到0.2%~0.4%以上时，就有发生中毒的可能。龙葵碱对胃肠道黏膜有较强的刺激作用，对呼吸中枢有麻痹作用，并可引起脑水肿，重症可因呼吸麻痹而死亡。

预防发芽土豆中毒的最主要方法是将土豆贮藏在低温、无阳光直射的环境，防止发芽；有发芽情况出现时，烹制时应削皮、挖去芽眼，烹调时充分加热，或在烹制中加醋，以破坏龙葵碱。

（三）其他动植物性食物中毒

常见有毒动植物中毒情况如表8－1所示。

表8－1　常见有毒动植物中毒情况

名称	种类	有毒成分	预防措施
肝毒鱼类中毒	鲨鱼类、七鳃鳗鱼等	肝脏中含高浓度维生素A、维生素D，引起中毒	不食
牲畜腺体中毒	牲畜甲状腺、肾上腺、淋巴结	含大量内分泌激素、淋巴结含有害物质	去除
蟾蜍中毒	各类蟾蜍	蟾蜍毒素	不食
四季豆中毒	四季豆	皂素及凝血毒素	充分加热熟透
生豆浆中毒	大豆加工未煮熟	皂素等有毒成分	小火煮熟，防“假沸”
鲜黄花中毒	黄花菜（金针菜）	秋水仙碱	干制或浸泡、高温
含氰甙类植物中毒	苦杏仁、苦桃仁、枇杷仁、李子仁、木薯等	氰甙毒素	不吃，不生吃
白果中毒	白果	白果酸	剔除胚芽，煮熟，少吃

任务六　掌握食物中毒的常用急救处理方法

对食物中毒应以预防为主，严防中毒事故的发生。但是，一旦发生中毒，管理人员也不能惊慌失措，致使事态扩大，造成更加严重的后果。管理人员要头脑冷静，立即通报医院和卫生防疫部门，尽量抢救中毒者，并为卫生防疫部门采样检验，为追查事故发生原因提供各种方便。这样做既可以控制污染源，防止食物中毒事故再次发生，又可以分清法律责任，尽量减少企业的损失。

一、食物中毒的常用急救处理的步骤

在食物中毒事故发生后，及时抢救中毒者是非常重要的。首先，应抢救中毒者的生命，安抚中毒者，在社会上尽量缩小事态，以减少企业在声誉方面的损失。企业管理人员应有必要了解急救处理的知识，以便配合抢救人员的工作。

对食物中毒者的常用急救处理，分以下几个步骤进行：

（一）尽快排除胃肠内未被吸收的毒物

食物中毒的潜伏期短，一般在进食10min到1～2h就会发生中毒症状，此时中毒者的胃肠内尚有大量含有毒素的食物未被消化吸收，及时排除毒物是抢救中毒者生命、减轻中毒症状的有力措施。排除的过程可分为催吐、洗胃、灌肠及导泻。这个过程对非细菌性食物中毒的抢救尤为重要，进行得越早、越彻底效果越好。但对于肝硬化、心脏病和胃溃疡患者，催吐和洗胃原则上是禁忌的。催吐的方式是先让患者饮大量温开水或服用催吐剂，然后刺激患者的咽部令其呕吐，如此反复进行，直到呕吐物中没有食物。如果急救时距摄取毒物的时间较长，胃黏膜皱襞内可能存有残毒，这时彻底洗胃很有必要。中毒时间较长，估计毒物已进入肠内，则要服泻药（当然，已经腹泻者就不必要再服泻药了）。中毒已久的病人，则可用1%盐水、40℃温肥皂水或清水，进行高位连续灌肠。

（二）防止毒物的吸收保护胃肠道黏膜

中毒后应尽快使用抗颉剂，其作用是吸附毒素或暂时与毒物结合，从而使胃肠道内未被吸收的毒物减低或变为无毒，或是使毒物与胃肠道黏膜隔开而延缓吸收。在餐厅里，牛乳、豆浆、蛋清是容易找到的抗颉剂，它能沉淀砷、汞等重金属，也有中和酸碱的能力，并能保护胃黏膜，阻止吸收毒物。中药解毒常用甘草绿豆汤，即甘草、绿豆若干（最好打碎），煎汤服用。

（三）促进已吸收的毒物排泄

一般毒物（或毒素）进入人体后都由肝脏解毒，或由肾脏随尿排出，或经胆管排至肠道随粪便排出。根据病情，应大量饮水或静脉输液以稀释体内毒物，这对保护肝、胃，促进毒素排泄十分重要。输入5%葡萄糖盐或10%葡萄糖溶液均可。

（四）对症治疗

在排毒、解毒进行抢救的同时，还应针对中毒者所出现的临床症状对症治疗。

二、发生食物中毒后，企业管理人员应做好的工作

卫生防疫部门对发生食物中毒事故的企业进行现场调查，其目的是解决以下4个问题：

（1）本次事件是否是食物中毒。

（2）引起中毒的可疑食品是什么。

（3）采取措施，防止中毒事件在该单位继续发生。

（4）确定治疗方案。

为此，企业管理人员在事故发生后应第一时间通报卫生防疫部门和医疗部门；保护中毒现场；协助卫生部门封存一切与含毒食物有关的原料及制成品；对已零售或整批调出的可疑食物，应尽力查清并立即追回，在防疫人员的指导下进行现场消毒，以避免毒害面扩大。

三、食物中毒事故发生之后应采取的措施

食物中毒事故发生之后，最重要的工作是找出造成食物中毒的原因，从而改进工作，保证今后不再发生类似事件。

检查食品采购、运输、贮存、初加工、烹调、熟制品的存放，直到销售和消费的每一个环节，看哪一个环节可能会发生有毒物质污染食品。如果涉及面比较广，不仅与本企业有关，而且涉及供货单位，也要查清原因，协助有关单位改进工作。

任务七　了解食源性传染病和寄生虫病的分类、特点及其预防措施

一、细菌性肠道传染病的分类、特点及其预防措施

细菌性肠道传染病是由病原性细菌经消化道传播的一类传染病，常见的有细菌性痢疾、霍乱及伤寒等。

（一）细菌性痢疾

细菌性痢疾是由痢疾杆菌随食物和饮水经口感染而引起的常见的急性肠道传染病。

痢疾杆菌对理化因素抵抗力较低，对酸敏感，日光照射 30min 或 56 ~ 60℃加热 10min 即被杀死，在潮湿土壤中可生存 34 天，在 37℃水中可存活 20 天，在粪便中 15 ~ 20℃可生存 11 天，在水果和蔬菜上可生存 10 天。

痢疾杆菌的传染源是病人和带菌者，其中无肠道症状而又排出病原菌的带菌者是主要的传染源。病原体随粪便排出，污染了环境，而使食品、饮水受到污染。日常生活中通过接触手、食物、饮水以及媒介昆虫（如苍蝇）携带病原菌污染食物等，经消化道感染。细菌性痢疾四季均可发生，但以夏秋季多见，在儿童中发病率较高。

痢疾杆菌的致病作用主要是侵袭力和毒素。病菌侵入消化道，黏附于肠黏膜的上皮细胞生长繁殖，并产生内毒素引起炎症，使肠壁组织坏死，肠功能紊乱，可引起败血症。

预防主要从控制传染源及切断传播途径入手：要加强对传染源的管理，消灭病原菌；定期对餐饮从业人员进行健康检查，发现病人早隔离、早治疗；带菌者要调离食品加工岗位；要做好餐饮业的卫生管理，搞好饮食、饮水卫生；要养成良好的个人卫生习惯，做到饭前洗手，不吃不洁食物；搞好环境卫生，消灭苍蝇。

（二）霍乱

霍乱是由霍乱弧菌引起的急性肠道传染病，发病急，传染性强，病死率高，属于国际检疫的传染病。

霍乱弧菌菌体有鞭毛，运动力强。霍乱的传染源是病人及带菌者。霍乱的传播途径为感染者的排泄物、呕吐物等污染了水源、食物和环境，通过手、水、餐具、苍蝇污染的食物，引起传播。

人对霍乱具有易感性，也是唯一的易感者。霍乱易发于天气炎热的夏秋季。

霍乱弧菌经消化道感染人体，在肠道大量繁殖并产生肠毒素作用于小肠黏膜，引起肠液大量分泌，导致机体严重脱水，循环衰竭，重者可发生休克至死亡。霍乱的病死率很高。

霍乱的预防重点是一旦发现疫情，要及时隔离治疗病人，在疫区要控制人群流动，防止病人和带菌者的排泄物、呕吐物污染水源和食物，加强环境卫生及消毒卫生管理等；要讲究饮食卫生，不食生冷不洁的食物，养成良好的卫生习惯，加强餐饮行业卫生管理，保证加工食品的卫生质量。

（三）伤寒

伤寒是由伤寒杆菌引起的一种急性肠道传染病。伤寒杆菌属沙门氏菌属，在外环境中抵抗力较强，在水中可存活 2 ~ 3 周，在粪便中可存活 1 ~ 2 个月，对热抵抗力不强，60℃加热 15min 可被杀死。

伤寒的传染源是病人和带菌者。当饮水和食物被病原菌污染后，通过手、餐具、苍蝇、生活用品等媒介污染食物，经口传染。伤寒杆菌随食物侵入肠道后，在肠系膜淋巴结大量繁殖并释放内毒素，细菌可进入血液，引起全身感染。

其预防是加强对病人和带菌者的治疗和管理，加强饮食卫生和环境卫生。

二、病毒性肠道传染病的分类、特点及其预防措施

具有致病力并通过消化道传播的病毒有脊髓灰质炎病毒、柯萨基病毒、艾柯病毒和肝炎病毒。由肝炎病毒引起的病毒性肝炎是最常见的肠道病毒性传染病。

病毒性肝炎又称传染性肝炎。引起病毒性肝炎的病毒目前认为有甲、乙、丙、丁、戊等 7 种肝炎病毒，感染人体后主要引起肝脏病变，严重危害人体健康。以甲型和乙型肝炎最为常见。

甲型肝炎由甲型肝炎病毒（HAV）引起。甲型肝炎的传染源为病人。HAV 通常由病人粪便排出，通过污染的手、水、食物、餐具等经口传染。日常接触为主要传播途径，呈散发流行，但也可通过污染的水及食物引起暴发流行。甲型肝炎发病以秋冬为主，经彻底治疗预后良好。

乙型肝炎由乙型肝炎病毒（HBV）引起。HBV 为双层外壳的圆形结构，各层结构的抗原性不同，从外到内为乙肝病毒表面抗原、乙肝病毒 e 抗原、乙肝病毒核心抗原。乙肝病毒在外环境中有很强的抵抗能力，乙型肝炎的主要传染源是病人和乙型肝炎病毒携带者。乙型肝炎潜伏期可长达 60～160 天。在潜伏期和急性期，病人的血清均有较强传染性。乙型肝炎的传播非常广泛，据估计，全世界约有 1.2 亿的乙肝病毒表面抗原携带者。这些携带者不出现临床症状，是危害较大的传染源。乙肝病毒主要通过输血、输液、注射传播，也可经母婴传播。研究中发现有相当一部分病人或携带者的唾液中能查到乙肝病毒表面抗原，因此乙肝病毒存在着唾液传播和消化道传播的可能。

病毒性肝炎的预防主要是加强传染源的管理，对食品生产、加工人员要定期进行健康体检，做到早发现、早隔离；要加强饮用水的管理，防止污染，加强餐饮行业卫生管理，切断传播途径。同时，要通过注射疫苗提高人群的免疫力。

三、常见的食源性寄生虫病的分类、特点及其预防措施

常见的经食物传播的人体寄生虫，包括可经肉类食品传播的绦虫、囊虫、旋毛虫，经鱼贝传播的肝吸虫，经蔬菜传播的蛔虫等。

（一）绦虫病和囊虫病

绦虫病是猪肉绦虫或牛肉绦虫寄生于人体小肠所引起的一种常见的人畜共患的寄

生虫病，其中以猪肉绦虫最多见。人体可以被成虫寄生，也可被猪囊尾蚴幼虫寄生而引起相应疾病。

1. **病原性**

经牛肉传播的为牛肉绦虫，经猪肉传播的为猪肉绦虫，其成虫均为乳白色，半透明，长2～8m，由800～1000个节片构成，分为头节、颈节和体节。头节呈球形，直径0.6～1mm，有4个吸盘，猪肉绦虫有一个顶突，顶突上有许多小钩。成虫以头节牢牢吸附于小肠壁寄生并大量掠夺人体营养。成熟的猪囊虫大小如黄豆，呈半透明水泡状，膜上有一内翻头节。猪囊虫呈米粒状，主要寄生在猪的骨骼肌、心肌和大脑，故带有猪囊虫的猪肉称为“米猪肉”。

2. **病因及症状**

人因生食或食用未煮熟的已感染的猪肉或牛肉而感染绦虫病。幼虫进入体内经2～3个月在小肠发育为成虫，大量掠夺机体营养以维持生存，可引起宿主贫血、消瘦及消化道和神经系统其他症状。

人若食入被猪肉绦虫卵污染的食物，就会感染囊虫病。有成虫寄生的可引起自体感染。囊虫寄生于肌肉可引起肌肉酸疼；囊虫寄生于脑组织可使脑组织因受压迫引起癫痫、抽搐、瘫痪甚至死亡；囊虫寄生于眼睛可导致视力减退甚至失明。

3. **预防措施**

（1）大力开展宣传教育，加强肉类食品卫生检验与管理。

（2）积极倡导食用烧熟煮透的肉类食品，不吃生肉和未熟肉品；加工肉类用的工具、盛器要生熟分开，及时消毒。

（3）要人人讲卫生，养成良好的卫生习惯。

（二）旋毛虫病

旋毛虫病是人畜共患的寄生虫病，它是以损害骨骼肌为主的一种全身性疾病。

旋毛虫为雌雄异体的小线虫，一般肉眼不易看出，雌虫为（3～4mm）×0.06mm，雄虫（1.4～1.5mm）×0.05mm。成虫和幼虫均寄生于同一宿主，如人、猪、狗、猫、鼠等几十种哺乳动物。人因生食或食用未熟的含有旋毛虫幼虫包囊的猪肉或其他动物肉而感染。其中，以猪肉最多见，占发病人数的90%以上。也可经肉屑污染的餐具、手、食品等感染，尤其是在烹调加工中生熟不分易造成污染从而引起人的感染。粪便、土壤和苍蝇等昆虫体内的旋毛虫也可污染食物而感染人。

当人体摄入含有旋毛虫包囊的食物后，其包囊中的幼虫逸出并钻入小肠壁，发育为成虫并产幼虫，幼虫穿过肠壁随血液循环到达全身的骨骼肌，形成包囊，包囊可在数月或1～2年钙化，包囊钙化并不影响虫体生命，虫体死亡后也钙化。肌肉内旋毛虫的寿命可达数年。

人感染旋毛虫可引起肠炎。幼虫移行和以包囊寄生时可引起急性血管炎和肌肉炎症，可出现头痛、高热、颜面水肿及全身肌肉疼痛等症状，重者可因毒血症或其他并发症死亡。

包囊的抵抗力较强，盐腌、烟熏均不能杀死肉块深层的虫体。在盐腌肉块深层的包囊幼虫，可保持活力一年以上，在外界腐败肉里的幼虫，可存活100天以上。包囊耐低温，在－20℃可存活57天，－23℃可存活20天。其预防与绦虫病预防相同。

（三）肝吸虫病

肝吸虫病又称华支睾吸虫病，是由肝吸虫寄生在人体肝胆管内所引起的一种慢性寄生虫病。

肝吸虫成虫背腹扁平，体狭长呈叶状或葵花子状，体薄而软，半透明，有口腹吸盘。虫卵在水中的第一中间宿主淡水螺内发育为毛蚴、尾蚴，再侵入第二中间宿主淡水鱼、虾皮下和肌肉成为囊蚴。人食用生的或没有烧熟的含囊蚴淡水鱼、虾即被感染。幼虫在肠道沿胆道至胆管发育为成虫并寄生于胆管产卵繁殖。成虫可在人体内寄生15～25年，引起慢性病症状，如引起肝大、胆道阻塞、肝硬化和腹水。儿童体内大量成虫寄生可影响生长发育，甚至还可引起侏儒症。

肝吸虫囊蚴抵抗力不强，鱼片加热90℃很快死亡。引起人体感染的原因主要是加热不彻底或餐具、工具污染食物。在我国广东、香港等地，居民喜食生鱼片、生鱼粥等，因此很易发生感染。

肝吸虫病的传播途径主要是食物传播，因此要预防经口感染，要改变不良饮食习惯，不吃生鱼、虾及未熟食物，生熟餐具分开，同时要做好卫生宣传教育及环境卫生。

（四）蛔虫病

蛔虫病是蛔虫寄生于人体小肠引起的一种最为常见的寄生虫病，在儿童中发病率相对较高。

蛔虫是圆柱形的大线虫，雌虫较粗长，达30～40cm，雄虫15～20cm。成虫寄生于人体小肠，雌虫每天可产卵20万个，随粪便排出体外。受精卵在土壤适宜的条件下经20天左右发育为感染期虫卵。感染期虫卵污染食物、饮水等，经口感染人。在人体内，幼虫侵入肠壁进入静脉至肺，然后移行至咽，经吞咽入消化道，发育为成虫。

蛔虫病是最为常见的寄生虫病，分布于世界各地。在我国农村地区发病率高，可达50%～80%，儿童高于成人。病程早期，幼虫在体内移行可引起呼吸道炎症及过敏症状。当成虫在小肠寄生时，则可引起蛔虫病，出现腹部不适或脐周疼痛，消瘦，夜间磨牙及荨麻疹等。少数病人可发生胆道蛔虫、肠梗阻、肠穿孔等严重并发症。

蛔虫病的预防主要是养成良好的个卫生习惯，不饮生水，不吃不洁净的食物，饭前便后要洗手。凉菜制作中原料一定要清洗干净，生熟分开。

肝炎患者的饮食保健

饮食过饱将增加肝脏及消化系统的负担。另外，饱食还易造成肝炎合并脂肪肝及其他并发症。肝炎病人经常饱食，尤其是晚餐过饱，又贪爱甜食、高脂肪的食物，每日摄入热能远远超过机体的需要，不仅增加肝脏的负担，还使过多的糖和脂肪转化成体脂，储存于内脏、皮下，导致肥胖，使应激能力减弱，持续发展可出现肝硬化。再则，过食又便秘的肝病病人，更易诱发早期肝硬化、肝癌。因过剩的食物残渣，特别是高脂肪的食物，在肠内利于大量厌氧菌生长及产生其他有害的毒物，长时间刺激黏膜，超过了肝脏的解毒能力，易造成肝硬化及肝癌的发生。过剩的毒物还可透过血脑屏障，损害中枢神经系统，造成肝昏迷、肝性脑病等。在长达三四个月的春季，肝炎患者或是乙肝病毒携带者，饮食原则最好是“减酸益甘”而养脾。因为春天肝气旺容易引起脾胃病，而酸味是肝之本味，故此时应减酸味，不能再助长肝气，以免过旺。甘是脾的本味，为了抗御肝气的可能侵犯，增加甘味以增强脾气，可以此加强机体的防御能力。在饮食药膳方面，要多食甘淡健脾养胃之品，如山药、扁豆、大枣、莲子等，少食酸味食品，以防肝气太过。

另外，饮食宜清淡可口，忌油腻、生冷及刺激性食物，还应重点进补有益脾胃的五谷杂粮和蔬果，如糯米、黑米、高粱、燕麦、南瓜、扁豆、红枣、核桃、栗子等。

（资料来源：百度百科，有删改）

场景回顾

经查实，两次中毒事件是副溶血弧菌污染所致。副溶血弧菌是一种致病性嗜盐菌，在有盐的环境下生长，在海产品污染中多见，也可通过共用容器及操作人员的手等传染。它的繁殖速度非常快，如一种食品含这种细菌，储存一个半小时就能引起中毒。但它不耐热，对酸也很敏感，75℃烹调5min就可杀灭。

为防止食物中毒事故的发生，酒店应严格执行食品原料加工制作消毒的有关规定。一旦宾客发生食物中毒，酒店应采取的措施如下：①立即采取排毒措施，服务人员应立即设法为患者催吐，并让患者多喝水加速排泄，以缓解毒性。②迅速报告上级，并应立即将患者送医院抢救、治疗，请医生开具诊断证明。③组成事故小组调查原因，尽快告知宾客并商讨赔偿方案。

项目小结

凡是通过摄食而进入人体的病原体，使人体患感染性或中毒性疾病的，统称为食源性疾病，它不仅包括传统意义上的食物中毒，还包括经食物传播的各种感染性疾病。食源性疾病可以有不同的病原，也可以有不同的病理和临床表现，但是这类疾病有一个共同的特征，就是通过进食行为发病。食物中毒是食源性疾病中最为常见的疾病，它是指摄入了含有生物性、化学性有毒有害物质的食品或把有毒有害物质当作食品摄入后所出现的非传染性急性、亚急性疾病。我们可以通过加强食品卫生监督管理，倡导良好的卫生习惯，控制食品污染，提高食品卫生质量等方法来预防此类疾病的发生。

思考与练习题

一、单项选择题

1. 食物中毒的发生具有共同的特点，不属于共同特点的是（　　）。

A. 发病与共进相同的食物有关　　B. 发病急，具有暴发性

C. 症状相似　　D. 潜伏期较长

2. 民间有“拼死吃河豚”之说，预防河豚毒素中毒的最有效方法是（　　）。

A. 凉拌　　B. 煮熟煮透　　C. 急火快炒　　D. 不销售、不食用

3. 我国沿海地区夏秋季节最为常见的细菌性食物中毒是由（　　）引起。

A. 肉毒中毒　　B. 沙门氏菌食物中毒

C. 副溶血性弧菌食物中毒　　D. 葡萄球菌肠毒素食物中毒

4. 主要经牛肉和猪肉传播的寄生虫是（　　）。

A. 肝吸虫　　B. 绦虫　　C. 蛔虫　　D. 旋毛虫

5. 肉毒中毒一年四季均可发生，引起中毒的食物有（　　）。

A. 臭豆腐　　B. 豆酱　　C. 豆豉　　D. 以上各项

二、简答题

1. 什么是食物中毒？食物中毒有什么特点？造成食物中毒的主要原因有哪些？

2. 引起沙门氏菌中毒的常见食品有哪些？如何预防？

参考文献

[1]《家庭书架》编委会．家庭食品安全全书［M］．北京：北京出版社，2008.
[2] 蒋建基，张怀玉．烹饪营养与卫生［M］．北京：高等教育出版社，2002.
[3] 葛可佑．中国营养师培训教材［M］．北京：人民卫生出版社，2005.
[4] 彭萍．食品营养与卫生［M］．2版．武汉：武汉大学出版社，2012.
[5] 高宇萍，袁静宇．食品营养与卫生［M］．北京：海洋出版社，2010.
[6] 王陇德．健康管理师：基础知识［M］．2版．北京：人民卫生出版社，2019.